Herbert Felbermayr

VOM
AMALGAM
ERLÖST

Der persönliche Bericht eines Patienten
und medizinisch-wissenschaftliche Hinweise

W0175697

ENNSTHALER VERLAG, A-4402 STEYR

Haben Sie silbergraue Zahnfüllungen?

○ Kopfschmerzen?

○ Schwindel, Übelkeit?

○ Schlafstörungen?

○ Depressionen?

○ Vegetative Dystonie?

○ Allergien?

○ Rheumatische Beschwerden?

○ Magen-Darm-Probleme?

3. Auflage 1997

ISBN 3 85068 389 3

INHALT

Einleitung 8

Vorgeschichte 12
Die sich einschleichende Krankheit 12
Vegetative Dystonie 13
Woher nehme ich den Mut? 16
Heilungsversuche 16
Der Zusammenbruch 17
Magen oder Nerven 17
Im Kampf gegen die vegetative Dystonie 19
Der Untergang? 20

Wendepunkte 22
Am Beispiel Mund 22
Neues Leben beginnt zu pulsieren
Eine Ordinationshilfe mit Herz 22
Warum sind sie so fröhlich? 23
Von der Selbsterfahrungsgruppe zum Gebetskreis 24
Vom Psychoanalytiker zum Seelsorger 25
Heilungsdienst bei Christoph 25
5.–7. Okt. 1990: Der Schrei 27
Der Freund in der Not 28
Der Fingerzeig Gottes 29

Der ORF lüftet ein Geheimnis 30
Amalgam – Gift im Mund: ORF-Nachlese 30
Was ist Amalgam? 34
Woraus besteht Amalgam 34
Wie giftig ist Quecksilber? 35
Schwermetalle – ein schweres Erbe? 35
Der Amalgam-Pionier aus Wien 36
Gift im Mund 37
Prof. Dr. L. Altmann 37
Prof. Dr. Mats Hanson 37
Prof. Dr. A. Stock 38
Dr. med. H. Raue 38
Prof. Dr. T. Till 38

Der Bio-Analytiker 40

Die Sensation 44
Zahnarztsuche 46
Der Speicheltest 47
Der Befund besagt 48

Der große Zahnprofessor 49
Gutachtliche Stellungnahme 52
Abschlußgutachten 54

Wer greift ein? 56
Der Radiologe 56
Der Elektro-Akupunkteur 57
Der Kieferorthopäde 57
Der Kieferchirurg 57
Mein „alter Zahnarzt" 58
Dr. A., Dr. L., Prof. Dr. T. 58

Die Entscheidung 59
Die Befreiung 60

Der berühmte Giftforscher in München 61
Überweisung des Ganzheitsmediziners 62
Rückblick und Literatur 62
Krankengeschichte 64
Auflistung der Beschwerden 67
Beim Toxikologen in München 70
Amalgamtests 71
Amalgamtherapie 74
Selensubstitution 77
Zinksubstitution 78
Amalgamsanierung 78
Film: Gift im Mund 81
Klinisch-toxikologisches Gutachten 82
Laborwerte aus Bremen 85
Was bedeuten diese Laborwerte? 86
Mein zweiter Besuch im Tox Center 87
Amalgam-Entschädigung 88

Bestens betreut 91
Die Enttäuschung 91

Gescheitert, Herr Lehrer? 91

Amalgam-Streitgespräch 92
Die hohe Selbstmordrate? 99

An meine Freunde 101
Amalgam-Interview 101

Wer zahlt den Schaden? 112
Krankenkasse 112
Schadenersatzforderungen 113
Brief an Herrn Landeshauptmann 113
Brief der Kammer für Arbeiter und Angestellte 117
Brief der Versicherung 119
Brief des Gesundheitsministeriums 119
Brief an das Gesundheitsministerium 121
Brief an das Test-Magazin der Konsumenteninformation 121

Der langen Rede kurzer Sinn 126
Zwei Anrufe 127
Rechtsanwalt gesucht 127
Der Amalgamhändler 127

Zeitungsmeldungen 128
Amalgamverbot 128
Amalgam – immer ein bißchen Gift im Mund 128
Amalgam – Pathetiker-Syndrom – eine Giftwirkungsfolge? 129

Literaturnachweis 133
Zusätzliche Literatur 134

EINLEITUNG

Im vorliegenden Bericht beschreibe ich, wie mein Leben in eineinhalb Jahrzehnten durch eine sich einschleichende Krankheit immer beschwerdenreicher und schmerzhafter wurde.

Bis 1990 von einem findigen ORF-Redakteur in einer Fernsehsendung das Augenmerk auf die Zähne gerichtet wurde: Zähne, auch solche, die keinerlei Schmerzen verursachen, können vielfältige Beschwerden und Krankheiten hervorrufen.

Nach zahnärztlichen und kieferchirurgischen Eingriffen und toxikologischer Behandlung gingen die Beschwerden langsam zurück.

Ich erinnerte mich, daß mir ältere, einfache Menschen folgendes erzählt hatten: „Jahrelang hatte ich Schmerzen und Beschwerden überall, und man konnte keine Organschäden feststellen. Dann wurden mir die Zähne gezogen, ich bekam eine Prothese, und nach einigen Jahren war ich wieder pumperlgesund."

Diese vorliegende Schrift plädiert n i c h t für das Zähneziehen, wohl aber dafür, bei unspezifischen Beschwerden an die Zähne zu denken.

Diese Erzählungen einfacher Leute decken sich mit der Aussage des großen Wiener Internisten und Zahnarztes Univ.-Prof. Dr. Leopold Altmann, der in seiner Patienteninformationsschrift schon 1952 (!) schreibt: Ein alter Bauernspruch heißt: „Alt kann man werden, wenn man gesunde Zähne hat oder gar keine."

Ich berichte über Irrtümer und falsche Einschätzungen der Situationen, die mein Leben an den Rand des Abgrundes gedrängt hatten, bis mir durch einen Fingerzeig Gottes ein ungewöhnlicher Weg gewiesen wurde, der zu einem Wendepunkt führte. Neue Laboruntersuchungen, neue Heilweisen und neue Medikamente führten eine wesentliche Besserung meiner Beschwerden und Krankheiten herbei.

Die Originaldokumente und Befunde, Briefe u. dgl. und die Abdruckerlaubnisse von Patienteninformationen, soweit sie urheberrechtlich geschützt sind, liegen vor.

Die Namen der behandelnden Ärzte und Schwestern sind geändert, damit keine Assoziationen hergestellt werden können, niemand soll durch diesen Bericht Schaden erleiden oder haftbar gemacht werden, weil veraltete Vorschriften gelten. Besonders danke ich Herrn Prof. Dr. Thomas Till, Herrn Univ.-Prof. Dr. Dr. Jörg Birkmayer und Herrn Doz. Dr. Max Daunderer, die den Abdruck der Briefe und Patienteninformationen genehmigten.

Den Ärzten und Schwestern zolle ich meine Hochachtung. Ohne Ausnahme. Ihnen allen danke ich, weil sie sich jahrelang um meine Gesundheit bemüht haben. Die vielen in diesem Bericht angeführten Gespräche, Untersuchungen, Therapien und Medikamente sind ein Beweis dafür, wie sehr man sich um die Patienten bemüht.

Ärzte und Schwestern wirken heilsam und segensreich zum Wohle der leidenden Menschen. Ich würde, der ich mehrere Irrwege mitmachen und viel Leid ertragen mußte, ohne die Hilfe der Ärzte wahrscheinlich nicht mehr leben.

Dieses Lob für Ärzte und Schwestern sei vorangestellt, damit niemand den Eindruck bekommt, wenn ich auch kritisches anmerken muß, ich würde das „Kind mit dem Bade ausschütten".

Den vorliegenden Bericht schreibe ich als ein Dokument, ähnlich wie ich vor etwa eineinhalb Jahrzehnten gegen den Bau des Atomkraftwerkes und gegen die österreichische Kriegs-Rüstungs-Industrie öffentlich aufgetreten bin, was mir viele Schwierigkeiten eingebracht hat. In diesen beiden Fällen war aber meine Stellungnahme richtig, was die Geschichte beweist: Das AKW Zwentendorf wurde nie eingeschaltet, die Katastrophe in Tschernobyl und der Ausgang des Norikum-Prozesses 1992 bestätigen die Richtigkeit meines Einsatzes.

Den vorliegenden Heilungsbericht schreibe ich, weil ich meine Söhne, die mir anvertraute Jugend und auch die Heilungssuchenden vor weiteren Schäden bewahren möchte. Ich muß die erkannte Wahrheit deutlich sagen. Dazu bin ich als Gesundheitserzieher und als Erwachsenenbildner verpflichtet.

Meine Kritik in diesem Bericht richtet sich vor allem an die Gesundheitspolitiker, die die Zeichen der Zeit betreffend die Gesundheit der Menschen und die Zerstörung der Umwelt nicht erkennen wollen. Ich will diese Kritik mit vier Fragen verdeutlichen:

Wie kann ein Gesundheitsministerium an die Kassenärzte die Weisung erteilen, das seit eh und je umstrittene und seit Jahren als giftig erkannte Dentalamalgam in die Zahnlöcher der Bürger zu legen?

Was denkt sich ein Gesundheitsminister, wenn er erlaubt, die Jugend mittels riesiger Plakate zum Nikotingenuß zu verführen? Die Gesundheitsschädigung durch Nikotin ist doch allgemein anerkannt!

Warum tritt das Umweltministerium nicht entschieden auf, was die Schadstoffemissionen an die Luft, ins Trinkwasser, in das Regenwasser und an die Erde betrifft? Halbherzigkeit und Verschleierungspolitik haben tödliche Folgen!

Die Politiker wissen doch, daß das Ozonloch die Menschheit in ihrer Existenz bedroht. Sie wissen, daß die FCKW's als Killer der Ozonschicht das Ende der Menschheit in Sichtnähe rückt. Was geschieht heute wirksam gegen die Fluorchlorkohlenwasserstoffe?

Die vorliegende Schrift ist ein Umweltschutzappell. Nicht die Ärzte sind für die Misere verantwortlich, sie müssen ja jenes Zahnflickmaterial verwenden, das die Krankenkassen vorschreiben bzw. bezahlen.

Die Gesundheitspolitiker haben letztlich die Verantwortung.

Leserzuschriften beantworte ich nach Möglichkeit, wenn ein frankiertes Rückantwortkuvert beigelegt wird. Allerdings bin ich wissenschaftlichen Erkenntnissen nach dem Mai 1992 nicht mehr nachgegangen, kann darüber auch keine Auskunft geben.

Bitte keine Telefonate. Ich bin kein Arzt und bin daher nicht befugt, Therapien zu verordnen.

Herbert Felbermayr

Anmerkung:

Dieser Bericht will beraten. Er enthält eine Reihe von medizinischen Hinweisen und chemischen Angaben.

Der Autor hat sich sehr bemüht, die Daten entsprechend dem Wissenstand vom Mai 1992 anzugeben. Dennoch sind Fehler nicht vollkommen auszuschließen. Daher sind die Angaben mit keiner Garantie des Verlages oder des Autors verbunden. Autor und Verlag übernehmen keine Verantwortung und Haftung für etwaige Fehler dieses Berichtes.

Der Bericht wendet sich an die Jugend, an Erwachsene und Leidende und hat keinen Bezug auf Pharmakonzerne oder sonstige medizinische Zulieferfirmen. Geschäftsstörungen sind aus zwei Gründen nicht möglich: Es liegen bereits höchstgerichtliche Entscheidungen zugunsten eines Patienten vor, und die in meine Zähne gelegten Amalgamplomben wurden mit 1. 10. 1990 (BGBl. Nr. 576/1990) vom Ministerium verboten, dürfen also nicht mehr gelegt werden.

ALLES IN BUTTER...

Die bekannte und erfolgreiche Wiener Buchautorin Christine Nöstlinger schreibt am 24. Sept. 1992 in der unabhängigen Zeitung „täglich ALLES" zum Thema Amalgam. In vier Sätzen verdichtet sie den Problemkreis folgendermaßen:

Alles in Butter...

Das Umweltministerium hält den Zahnfüller Amalgam für Sondermüll und erteilt Zahnärzten strenge Auflagen für die Entsorgung, damit kein Quecksilber ins Abwasser gelangt. Das Gesundheitsministerium hält es aber für nötig, das Zeug so lange weiter zu verwenden, bis eine Alternative dazu gefunden ist. Die gibt es für gut zahlende Patienten längst! Nur wer auf den Krankenschein angewiesen ist, muß sich weiterhin Sondermüll ins Maul stopfen lassen.

nöstlinger

Aus „täglich ALLES" Nr. 171 vom 24. Sept. 1992 von Christine Nöstlinger.

VORGESCHICHTE

Die sich einschleichende Krankheit

1971: fühlte ich mich erstmals gesundheitlich nicht mehr fit.
1972: Mandeloperation
Eine Heilpraktikerin verordnete Nerventees.
1973: Schwindel, Übelkeit, Mattigkeit, Schlafstörungen, Nervosität.
Keine Krankheit feststellbar. Ich hörte das Rauchen auf.
1991: las ich im TOX CENTER in München folgende zwei Plakate:

Tabakrauch bedeutet
Luftverschmutzung.

Wer Umweltschutz bejaht,
raucht nicht
in Gegenwart von Jugendlichen,
Kindern und Nichtrauchern
und gefährdet nicht
die Gesundheit anderer!

Ärztl. Arbeitskreis
Rauchen und Gesundheit e.V.
Mannheim

Die Schädigung durch
Passivrauchen
ist stärker als durch
alle industriellen
Giftgase zusammen.

Tox-Center, München

1979: Sommerferien: Leibschmerzen, Übelkeit, Schwindel, Schüttelfröste, Schlaflosigkeit, Depressionen, Erschöpfungszustände ...
Diagnosen: Magenschleimhautentzündung, Zwölffingerdarmgeschwür, vegetative Dystonie.
Therapien: Diät, Autogenes Training und viele chemische Tabletten, Kneipp-Kur. Nach mehreren Wochen erholte ich mich, wurde aber nicht mehr voll fit und nicht beschwerdefrei.

Vegetative Dystonie

Diese Diagnose, die die Ärzte auf meinen Behandlungsschein für die Krankenkasse schrieben, ließ mir keine Ruhe. Ich suchte in Büchern und Lexika. Einen Hinweis fand ich später in dem Buch vom Verlag Ennsthaler „Alternative Heilweisen – Leben in neuen Dimensionen", geschrieben von Dr. med. Trudel Pollmächer. Unter der Überschrift „Zur Dokumentation der Wirkung alternativer Heilweisen – Der Fall einer Amalgamintoxikation" wird auf Seite 29[1] von einem Patienten berichtet, der sich mit der Diagnose „vegetative Dystonie" nicht zufrieden gab. Er litt an Schwindelanfällen, Schweißausbrüchen, Schlaflosigkeit, Magenstörungen, Leibkrämpfen ähnlich wie ich und Gehörproblemen. Im Gesundheitsbrockhaus[2] fand ich, daß es sich dabei um eine „vegetative Disharmonie" handelt, bei der die Nervenfasern des Sympathikus und das Parasympathikus nicht harmonisch zusammenspielen.

Wofür ist das vegetative Nervensystem verantwortlich?

„Es regelt alle unwillkürlichen Funktionen des Körpers, z. B. die Verdauung, den Kreislauf, den Blutdruck, die Körpertemperatur usw. Dies geschieht unabhängig vom Willen und ohne unser Zutun. Seine unbewußte Tätigkeit ist jedoch für das Leben äußerst wichtig. Wird sie z. B. im Schock oder bei einer Vergiftung gestört, dann gerät das Leben in Gefahr."[3] Auch weitere Erscheinungen, wie Schamröte, Angstschweiß, Harn- und Stuhldrang ... werden vom vegetativen Nervensystem gesteuert.

Woraus besteht das vegetative Nervensystem?

„Aus Nervenfasern des Sympathikus und seinem Gegenspieler dem Parasympathikus. Die Fasern des Sympathikus gehen von den Grenzsträngen aus und ziehen ... zu den Organen. Die Fasern des Parasympathikus bilden dagegen eigene Nerven, z. B. den Eingeweidenerv des Parasympathikus (= Nervus vagus). An manchen Stellen bildet das vegetative Nervensystem Nervengeflechte, z. B. das Sonnengeflecht auf der Wirbelsäule in Höhe der Magengrube."[4]

---

[1] – [4] Fußnoten beziehen sich auf die Numerierung im Literaturnachweis, siehe Seite 133.

Was haben die Nervenfasern mit den Organen
wie Herz, Magen, Darm ... zu tun?

„Alle Organe des menschlichen Körpers haben sowohl Nervenfasern des Sympathikus als auch des Parasympathikus."[5] Ihre entgegengesetzten Wirkungen an den Organen sind im gesunden Körper harmonisch abgestimmt.

Wie werden gesunde Organe von Nerven gesteuert?

„Die normale Organtätigkeit ergibt sich aus dem Zusammenspiel der Sympathikus- und Parasympathikus-Wirkung. An einem Blutgefäß betrachtet, sieht dieses Zusammenspiel folgendermaßen aus: Die normale Weite der Blutgefäße wird durch ein Gleichgewicht zwischen der blutgefäßverengenden Wirkung des Sympathikus und der blutgefäßerweiternden Wirkung des Parasympathikus erreicht. Überwiegende Sympathikuswirkung führt zur Verengung des Blutgefäßes, überwiegende Parasympathikuswirkung dagegen zu einer Erweiterung. Letzteres tritt z. B. bei der Ohnmacht im Bereich der Baucheingeweidegefäße durch starke Reizung des Nervus vagus ein, wodurch das Blut versackt."[6] Es geht also um ein gesundes Gleichgewicht im Bereich der Nerven.

Was kann dieses Gleichgewicht stören?

„Allergischer Reizzustand des Körpers, Herdinfektionen, Folgen von Erkrankungen der inneren Organe .., darmbedingte Selbstvergiftung, Vergiftung durch Genußgifte wie Nikotin, Bohnenkaffee, Alkohol, Mißbrauch schwerer Medikamente, chronische Kohlenoxydvergiftung, Bleivergiftung, Störungen der Schilddrüse und Nebennieren, Belastungen durch Umwelt, Wohnverhältnisse, Arbeitsstätte, Fehlernährung oder einseitige Kost, Vitamin- und Mineralsalzmangel, unzweckmäßige Lebensweise (ständiger Streß), Überanstrengungen und vor allem auch physische Belastungen."[7]

Worüber klagen die Kranken?

„Innere Unruhe, verminderte körperliche und geistige Leistungsfähigkeit, vorzeitige Ermüdbarkeit bei häufig bestehenden Schlafstörungen, Kopfschmerzen, Druckgefühl in der Herzgegend, Schwächeanfälle bis zur Ohnmacht, Schweißneigung, Hitzewallungen oder Kältegefühl, Empfindungsstörungen, Trockenheit im Mund, Würgegefühl

---

[5]–[7] Fußnoten beziehen sich auf die Numerierung im Literaturnachweis, siehe Seite 133.

14

im Hals, Appetitlosigkeit, Völlegefühl, Schwindel, erhöhte Reizbarkeit, Überempfindlichkeit gegenüber Bohnenkaffee und manchmal Alkohol, Atembeschwerden bis zu asthmatischen Erscheinungen. Oft finden sich Störungen der Menstruation bei Frauen oder der Potenz beim Mann, die Hautfarbe wechselt zwischen blaß und rot; Bei geringster Erregung treten rote Flecken auf. Die Gliedmaßen sind kalt, manchmal bläulich verfärbt. Weitere Erscheinungen sind Hautjucken, Blutdruckschwankungen, oft Unterdruck, Pulsschwankungen, unregelmäßiger Herzschlag, Zittern der Hände, Lidflattern, gesteigerte Sehnenreflexe, Magen-Darm-Störungen, Anfälligkeit der Gallenblase. Sie alle können teilweise aber auch insgesamt auftreten."[8]

Unter den meisten der aufgelisteten Beschwerden habe ich gelitten. Die Ärzte verschrieben mir Beruhigungsmittel, Schlaftabletten und rieten mir zu einer gesunden Lebensweise: Kneippkuren, viel Frischluftaufenthalt, Luftbäder, wenig Sonneneinwirkung, Mittagsruhe, vorwiegend vollwertige Milch-Pflanzen-Kost, wenig Salz, frische Gewürze, kein Alkohol; Bohnenkaffee und Nikotin meiden.

Folgende Kräutertees trank ich: Baldrianwurzel, Lavendelblüten, Weißdornblüten, Hopfendolden, Melisse, Anis.

Eines übersahen alle: Diese medizinischen Bücher nennen als Ursache für derartige Nervenprobleme immer wieder die Vergiftungen. In meinem Falle einschleichend. Niemand aber machte mich darauf aufmerksam. Das hatte für meine Gesundheit verheerende Folgen. Und noch etwas: Der Internist ließ von meinen Zähnen ein Panoramaröntgen anfertigen. Mein Gebiß war „schulmedizinisch saniert", nur ein beherdeter Zahn mußte gezogen werden. Neuer Lebensmut erwachte, ich konnte wieder voll unterrichten und nahm auch wieder meine Tätigkeiten in der Lehrerfortbildung, in der Erwachsenenbildung und in der Kommunalpolitik auf.

Folgende Bereiche, so meinte ich, würden mich krank machen: Mangelernährung in der Schulküche, ein mit Erd- und Wasserstrahlen belasteter Schlafplatz und mein übersteigerter Ehrgeiz. Mit diesen Themen befaßte ich mich eingehend, und ich möchte einige wichtige Erkenntnisse berichten. Für meine Schüler und die Kurse für Erwachsene stellte ich Informationsblätter und Arbeitsbehelfe zusammen.

---

[8] Fußnote bezieht sich auf die Numerierung im Literaturnachweis, siehe Seite 133.

Woher nehme ich den Mut,

zu Themen der Gesundheit Aussagen zu machen? Sind dafür nicht ausschließlich Ärzte zuständig?

- Ich vertrete keine medizinischen Lehrmeinungen, sondern gebe einen persönlichen Bericht über meine leidvollen Erfahrungen.
- Bei wichtigen Aussagen zitiere ich die entsprechenden Experten der Medizin oder das wissenschaftliche Werk.
- Als Pflege-Unteroffizier des Heeresfeldlazarettes Hörsching und als Lehrbeauftragter für Erste Hilfe des Roten Kreuzes habe ich eine gediegene Grundausbildung über den menschlichen Körper.
- Als Inhaber eines staatlichen Lehramtszeugnisses für das Fach Gesundheitslehre am Polytechnischen Lehrgang mußte ich einschlägige Kurse besuchen und Literatur studieren,
- außerdem hat mich der Landeshauptmann zum Konsulenten für Volksbildung und Heimatpflege ernannt.

1979: Heilungsversuche

Ernährungsumstellungen

Es folgten mehrmalige Ernährungsumstellungen nach Prof. Baldur Preiml, nach Hermine Klein, nach der ORF Help-Sendung vom Juli 1980, nach *dem Chefarzt Prim. Dr. M. O. Bruker*, nach der ORF-Sendung *„Mangel im Überfluß"* von H. Voitl und E. Guggenberger, nach Univ.-Prof. Dr. Anton Neumayr, nach Univ.-Prof. Dr. Mathias Dorcsi, nach den Hinweisen zur richtigen Ernährung, herausgegeben von der *Österreichischen Ärztekammer*, nach Dr. J. G. Schnitzer, nach Med.-Rat Dr. Walter Heidrich.

Wer schon mehrmalige Ernährungsumstellungen versucht hat, weiß, wie schwierig das in Bezug auf Familie, Verwandte, Gasthaus, Schulküche, Werksküche, Urlaub zu bewerkstelligen ist.

Autogenes Training

Bei einem angesehenen Psychologen besuchte ich Kurse über autogenes Training, darauffolgende Therapie: katathymes Bilderleben.

Gelassenheit

Durch Gebet, Meditation und mehr Gottvertrauen versuchte ich gelassener zu werden. Umpolung vom ehrgeizigen Streben zum heiteren, gelassenen Leben.

Mein Schlafplatz

wurde von mehreren Rutengehern untersucht. Ich lag auf Wasseraderkreuzungen und Erdstrahlen. Eine mehrmalige Umstellung des Bettes und des Schreibtisches wurde angeordnet.

All diese Versuche brachten mir meine Gesundheit und das Wohlbefinden nicht wieder zurück. Die Beschwerden im Verdauungstrakt, die quälende Schlaflosigkeit und der Gefühlsdruck blieben. Meinen Dienst als Lehrer konnte ich trotzdem gut versehen, im Krankenhaus war ich fast nie.

Ich mußte aber *fortlaufend unzählige chemische Tabletten einnehmen,* die die Ärzte mir verordneten.

1984: Der Zusammenbruch

Unter der Brust und in der Magengegend brannte es wie Feuer, ich konnte kaum essen, nachts quälte mich Schlaflosigkeit, schwerer Gemütsdruck, tagsüber total erschöpft.

Mit Refluxoesophagitis, Gastritis, Begleitduodenitis und neurasthenisch depressivem Erschöpfungssyndrom lag ich sechs Wochen im Krankenhaus.

Magen oder Nerven

Nach 3 Wochen waren die Untersuchungen abgeschlossen, aber mir ging es nach wie vor schlecht: Trotz gesteigerter Medikamente konnte ich nicht schlafen, im Verdauungstrakt brannte es und ein zermürbender Gemütsdruck lastete auf mir. Mich quälte bleierne Schwere, ich war schlecht gestimmt, lustlos, ratlos, empfindungslos für das Schöne, Gefühle der Minderwertigkeit überkamen mich, auch die Meinung, ich hätte alles falsch gemacht, alles Zeichen einer schweren Depression: schwere Dunkelheit der Hoffnungslosigkeit, innere Leere, vollkommen kraft- und freudlos, Schuldgefühle und Suizidgedanken. Das Ärgste war, daß ich das Gefühl hatte, Gott hätte mich verlassen und verworfen. Meiner Familie und meinen Freunden fiel auf, daß ich mich zurückzog, menschliche Beziehungen mied, uninteressiert und apathisch herumsaß, Grübeleien nachhing, und Konzentrationsstörungen sowie Merkfähigkeitsschwierigkeiten erschwerten meine mitmenschlichen Kontakte.

Heute, 1992, weiß ich, daß Depressionen dadurch entstehen, daß das harmonische Zusammenspiel der Neurotransmitter gestört wird oder gestört ist. Ich erkläre mir das so: *Neurotransmitter* sind chemische Verbindungen an den feinsten Nervenfaserendungen, die die Nachrichtenvermittlung zwischen den einzelnen Nervenzellen herstellen.

In der Fachliteratur werden Hormone bzw. hormonähnliche Stoffe, auch Botenstoffe genannt (Adrenalin, Noradrenalin, Dopamin und Serotonin), die, wenn die Funktion gestört ist, Depressionen verursachen können. Schon *ein Tausendstel Gramm von diesen Stoffen* zu wenig oder zu viel oder auch nur von einem einzigen Stoff, und der Mensch wird krank: Gemütsdruck, Leistungsabfall, Griesgrämigkeit, Depressionen verschiedenster Art. Ein berühmter Professor spricht von einer Art „Wackelkontakt", also gestörte chemische Prozesse der Nervenendungen in jenem Teil des Gehirnes, aus dem die Empfindungen kommen. Da aber Reize und Befehle im Gehirn nicht direkt von Zelle zu Zelle weitergeleitet werden, sondern durch die schon genannten Botenstoffe (= Neurotransmitter), wirken sich Störungen in diesem Bereich vor allem auf die seelisch-nervliche Harmonie aus. Der Mensch wird krank, depressiv. Ich nenne die *chemischen Fehlsteuerungen bei Depressionen* deshalb, weil mit der irrigen Ansicht aufgeräumt werden muß, der Kranke *bilde* sich die Schwermut, den Gemütsdruck nur ein. Unverständige Familienmitglieder geben dem Kranken die Anweisungen „Laß dich nicht so gehen!" oder „Reiß dich doch zusammen!". Solche Aufträge helfen nicht. Der Patient muß vom Facharzt behandelt werden. Ich möchte nicht Depressionen mit der Diabetes mellitus vergleichen. Aber jedermann weiß, daß bei der Zuckerkrankheit der Insulin-Haushalt gestört ist. Die chemische Disharmonie (Mangel an Insulin) kann nur durch eine genaue Diät, durch synthetisch hergestellte Tabletten oder durch Insulin-Injektionen behoben werden. Auch gegen Depressionen gibt es hervorragende Medikamente. Freilich werden Arzt, Psychotherapeut und Patient die Ursachen der Krankheit suchen.

Über die Tatsache, daß in meinem Fall das *Gift im Mund mein Zentralnervensystem negativ beeinflußt hat*, werde ich noch genauer berichten.

Im Kampf gegen die vegetative Dystonie

Der Primar im Krankenhaus verordnete mir Kneipp-Anwendungen, täglich zwei Liter Kamillentee, Schlaf- und Beruhigungstabletten. Der Oberarzt nahm sich wöchentlich eine Stunde Zeit, um mit mir zu sprechen, der Grundtenor war dieser: Sie dürfen nicht so viel mit dem Hirn arbeiten, das ist hirnverbrannt, leben sie ein sorgenfreies Leben, lassen sie es sich gut gehen, gehen sie viel spazieren! Der erste Turnusarzt kam zu geheimer Stunde zu mir ins Zimmer, um seine Akupunkturkenntnisse zu erproben und der zweite Turnusarzt empfahl mir, einen Hund zu kaufen und in mittlerer Gebirgslage zeitweilig eine Almhütte zu bewohnen und dort viel zu wandern.

All dies tat mir gut. Man machte sich Mühe. Ich schöpfte Hoffnung. Als ich aber nach sechs Wochen Krankenhausaufenthalt keine wesentliche Besserung meines Gesundheitszustandes verspürte, bat ich heftig um meine Entlassung.

Jahre später las ich die Bücher „Selbstbehandlung durch Akupressur" von Daniel Knop, Verlag Ennsthaler[9] und von Dale Carnegie „Sorge dich nicht – lebe! Die Kunst zu einem von Ängsten und Aufregungen befreiten Leben zu finden", Scherz-Verlag.[10]

Durch die Ratschläge der mir wohlgesinnten Ärzte im Sanatoriums-Krankenhaus wurde der Umbau meines Lebens eingeleitet:

Von der Hirnarbeit zur körperlichen Erholung, von Sorgen zu mehr Gottvertrauen, von Verzweiflung zur Gottergebenheit, vom Ehrgeiz zur Demut. Ich kam zu Akupunkturärzten, Ganzheitsmedizinern, Homöopathen, Masseuren, und durch glückliche Umstände kamen wir zu einer Almwiese, einer Almhütte und zu einem Hund.

Nach einem halben Jahr war ich wieder auf den Beinen, und viele Engel hielten mich aufrecht: ein hervorragender Neurologe, ein erfahrener Psychoanalytiker, eine starke Naturheilerin, eine neue Lebensweise nach der Heiligen Hildegard von Bingen, ein Fleckerl Almwiese, Dinkel statt Schweinefleisch, der Lebensumbau vom Erfolgsstreben zur Demut, Meditation und Gebet, meine Familie, meine Freunde, die Gebetsgruppe.

---

[9] – [10] Fußnoten beziehen sich auf die Numerierung im Literaturnachweis, siehe Seite 133.

1989: Der Untergang?

Jänner 1989: Ein Tief war im Anzug. Innere Unruhe, Rastlosigkeit, Schlaflosigkeit, Schwindelgefühl und Übelkeit waren die Vorzeichen. In Magen, Speiseröhre und Mund brannte es wie Feuer. Erschöpft als hätte ich drei Tage nicht geschlafen, belastet als würde ich ständig einen 80-Kilo-Sack herumtragen, niedergedrückt wie eine zerquetschte Erdkröte, schleppte ich mich durch die Tage. Psychisch steckte ich in einem finsteren Loch. Diesen seelischen Zustand kann man einem Gesunden schwer erklären. Hier ein Versuch: Als Präsenzdiener beim österreichischen Bundesheer mußte ich im Hindernisgarten durch ein endlos langes, dünnes und gekrümmtes Betonrohr unter der Erde durchkriechen. Total finster, tief unter der Erde, ein Berg darüber, eingeengt, aussichtslos, kraftlos, steckengeblieben ... das war meine Depression. Ich rief meine zwölf Engel an und überlebte die Selbstaufgabe ... Krankenstände, unzählige Tabletten, Diäten, Tees ...

Gescheitert, Herr Lehrer?

Die Feuersbrunst in mir brannte den Rest meines Karrieredenkens aus. Das Ende einer Laufbahn, ein gescheiterter Lehrer? Ein zerstörtes, ausgebranntes Wrack. War es eine Krankheit, die vorüberging, der letzte Krankheitsschub oder nahte das Ende?

Vom Multifunktionär zum Rentner? Vom aussichtsreichen Schulmann zum Versager? Von den Kollegen nicht mehr beachtet: Wer will sich schon mit einem Gescheiterten sehen lassen? Mehr noch: Sie stießen mich zur Seite wie eine tote Katze am Straßenrand.

Wurde ich vor einigen Jahren noch vom Regierungsrat eingeladen und aufgefordert, doch um den Posten eines Bezirksschulinspektors anzusuchen, man beteuerte, ich sei ein aussichtsreicher Kandidat, so fragte mich jetzt keiner mehr. Und als die Schulbücherei erweitert und ein Lehrer als Betreuer für acht Stunden freigestellt werden sollte, überging man mich. Hatte ich doch den Aufbau der Bücherei an unserer Hauptschule und die Erziehung der Schüler zum guten Buch mit Erfolg vorangetrieben, hauptsächlich in der Freizeit, als Lokomotive und als geschickter Sparmeister. Jetzt, da ein halbhauptamtlicher bezahlter Büchereiwart-Posten zu vergeben war, fragte man mich nicht einmal, sondern zog einen jungen, dynamischen und eloquenten Kollegen vor. Er hatte den besseren Draht nach oben. Das tat weh. Ich mußte zusehen, wie mir auch noch die letzten Felle davonschwammen. Ein großes Opfer, das ich darbringen mußte. Im Krankenstand daheim übte ich Demut: Vom Kulturreferenten zum Küchenjungen, vom Hauptschuldirektor in Spe zum Gärtnerlehrling, vom Lehrerausbildner zum Holzschnitzer (nunmehr religiöse Motive).

Mein Arzt meinte, die Nerventabletten vom Neurologen seien sehr stark und hätten viele Nebenwirkungen, und was ich brauche, das wäre ein Arztverbot. Das mußte ich mir auch noch sagen lassen. Hingestellt werden als eingebildeter Kranker. Ich beneidete unseren Hund. Er hatte es besser als ich.

WENDEPUNKTE

Demütig ergab ich mich Gottes Willen und betete oft und oftmals den Psalm *„Muß ich auch wandern in finsterer Schlucht, ich fürchte kein Unheil, denn Du bist bei mir, Dein Stock und Dein Stab geben mir Zuversicht"*.

Bei der *Heiligen Hildegard* las ich über altes Heilwissen, probierte einige Naturheilmittel aus, vertiefte mich in Hildegards kosmische Theologie, erlebte in ausgedehnten Spaziergängen tiefe Harmonie mit der Schöpfung Gottes und wurde durch die Hildegard-Dinkel-Kost wieder stärker.

Am Beispiel Mund

Dies gab mir zu denken: Durch magensäurebindende chemische Mittel hörte das Brennen im Magen und in der Speiseröhre auf, nicht aber verschwand das Brennen im Mund. Im Rachen, am Gaumen, an den Zungenrändern, bis zu den Lippen und Ohren brannte es. Oft hatte ich den Eindruck, nicht vom Magen brennt es herauf, sondern *vom Mund ausgehend brennt es hinunter in den Magen*. Auch hatte ich *metallischen, scharfen Geschmack im Mund*. Mein Verdacht, der Anfang aller meiner krankmachenden Übel liege im Mund, sollte sich noch voll bestätigen. Ärzte wußten mit diesen meinen Hinweisen nichts anzufangen. Der eine sagte, da müsse man eine Biopsie durchführen, der andere sprach von einer Medikamentenbegleiterscheinung und der dritte verordnete Olivenöl zum Mundschleimhaut beträufeln. Als mir Kollege Sepp im Feber '89 ans Krankenbett einen Strauß Schneerosen brachte, öffnete sich für mich ein Himmel.

Neues Leben beginnt zu pulsieren
Eine Ordinationshilfe mit Herz

Mai 1989: Schwester W. wußte von meinen vielen Tabletten, ahnte meine Probleme, nahm mich zur Seite und empfahl mir das Buch von Pater Dr. Anton Gots, „Das Ja zum Kreuz", Verlag Veritas.[11] Ein Kamillianerpriester, Krankendiener, Gelehrter und einfühlsamer Seelsor-

---

[11] Fußnote bezieht sich auf die Numerierung im Literaturnachweis, siehe Seite 133.

ger berichtet in diesem Buch über seine Krankheit: Er lag zweimal im Sterbekammerl, er schreibt über das Ringen eines Patienten in aussichtsloser Situation, das Ringen „um den Glauben an die Anwesenheit Gottes mitten in Not und Schmerz". Das Buch, eine Zeugenschaft, ein Bekenntnis, für mich Hilfe in meiner Existenzbedrohung, ein Lebenselixier. Ich durfte erkennen: Ich muß JA sagen zu meinem Kreuz, und Gott, der Herr wird mir den Weg zeigen, den ich gehen soll. Danke Pater Anton!

Schwester W. empfahl mir auch, am Diözesantreffen der CGE = Charismatischen Gemeindeerneuerung in St. Florian teilzunehmen. Kollege K. lieh mir die Tonbandkassetten mit den Vorträgen, gehalten vom Leiter des Glaubenskurses in Kremsmünster, Pater Dr. Tomislaw Ivancic aus Jugoslawien, über die Themen: Das Gebet, Die Sünde, Schau auf Jesus, Umkehr zum Vater – Befreiung, Geheilt durch seine Wunden, Die Gaben des Geistes, Glaube im Alltag. Der Theologe eröffnet dem Zuhörer eine neue Dimension des Geistes: die fortwährende Erneuerung.

Warum sind sie so fröhlich?

Im *Oktober 1989* fuhr ich nach St. Florian. In der überfüllten Stiftskirche waren die Charismatiker versammelt. Da ich mir das Geschehen nur zehn Minuten anschauen wollte, blieb ich hinten stehen. Junge, Alte, Gesunde und Behinderte beteten, sangen, erhoben ihre Hände, wiegten im Rhythmus, und ihre Fröhlichkeit steckte mich an. Warum waren sie so anders? Keine Spur von Mißmut oder Trauer, sondern strahlend wie die Sonne und begeistert. Heiliger Geist wehte. Es zog mich nach vor. Sie hießen mich hinsetzen, drückten mir einen Liedtext und das Psalmenbuch in die Hand. Erst nach vier Stunden erhob ich mich, innerlich aufgewühlt und zutiefst ergriffen von den Vorträgen und vor allem von den Gesängen der jungen Leute, die vorne um den Altar gestanden waren.

Diese Gruppe, diese Gemeinschaft wollte ich kennenlernen, mehr, ich wollte dazugehören. Gespräche und religiöse Tiefe als Vorgeschmack einer Entwicklung der Heilung von innen her.

Ich spürte deutlich: Heilung geschieht ganz anders als die bisherigen Versuche es andeuteten. Es sollte aber vollkommen anders kommen.

Von der Selbsterfahrungsgruppe zum Gebetskreis

Der Analytiker empfahl mir, mich einer Selbsterfahrungsgruppe anzuschließen. Freunde aber, die die psychohygienischen Praktiken solcher Gruppen kannten und von dieser Art der Selbsterlösung nichts hielten, rieten mir ab.

Ich aber wollte die geisterfüllten Leute von Sankt Florian nicht mehr missen, wollte mit ihnen zusammensein, mit ihnen beten und singen. So kam ich zum Gebetskreis Betlehem – Efrata in Pettenbach.

Im Oktober 1989 lud mich der Religionslehrer K. ein und nahm mich im Auto mit zum Gebetsabend: Ein geräumiges, noch nicht ganz fertiges privates Wohnhaus einer jungen kinderreichen Familie. Im Vorraum Bücher und Devotionalien, Plakate, Fotos, religiöse Sprüche.

In einem nüchternen Kellerraum, mehr Tonstudio als Kapelle, mit einem in Holz geschnitzten, großen, sich aufbäumenden Herrgott an der Wand, Spotbeleuchtung, Blumen, Kerzen, Heilige Schrift, versammelten sich 40 bis 50 Menschen. Junge und Alte, Graduierte und Behinderte, Intellektuelle und Handwerker.

Lieder, Gesang mit Gitarren, Zimbeln und Schellen, Lehre, Schuldbekenntnis, Psalmen, Schriftlesung, Deutung der Schrift, Danksagung, Zeugnisse, persönliche Zuwendung, Lobpreis, Magnifikat, Gebet um gute Priester, Lieder und Gesänge erfüllten die Gemeinschaft.

Ich tauchte ein in die wohltuende Stimmung, mir wurde innerlich warm, etwas Frisches und Leuchtendes pulsierte in mir. Meine Seele wurde aufgewühlt, ein Sturm begann in mir zu tosen und ein mir bisher unbekannter Geist entwurzelte mich, erhob und trug mich. Freude erfüllte mich, Heiterkeit, Ruhe, Gelassenheit und Freiheit wurden mir geschenkt.

Noch nie hatte ich ein ähnliches Erlebnis. Von einer geistlichen Erhebung einerseits und einer irdischen Benommenheit andererseits verwirrt, rief ich hundertemale zum Herrn: *„Zeig mir den Weg, den ich gehen soll, du mußt mich mit deinen Augen leiten!"*. Und: *„Jesus Christus, Sohn Gottes, erbarme Dich meiner!"*

Als ich heimfuhr, meinte ich abzuheben. Und was vor zehn Jahren von einem Therapeuten anempfohlen wurde, realisierte sich im Gebete. Ich wurde ruhig und gelassen, heiter und frei.

Vom Psychoanalytiker zum Seelsorger

Die Analyse endete mit der Erkenntnis: Ich bin krank durch einen Verlassenheitskomplex, der sich in Wut, Trauer und Angst ausdrückte. Wohin aber sollte ich mit der Wut, der Trauer und der Angst?

Am 6. Dezember 1989 löste ich mich von meinem Therapeuten, denn ich hatte ja nun einen Seelsorger, den Autor des Buches „Das Ja zum Kreuz". Seit November 1989 nahm und nimmt sich der ehemalige Gymnasialdirektor, Klostervorsteher in Losensteinleithen und begehrte Leiter für Glaubensseminare Zeit für mich. Alle 4 bis 5 Wochen Heilungsgespräch über meine Sorgen und Probleme, wobei sich der erfahrene Seelsorger mit seinen Meinungen zu bestimmten Themen selbst einbringt. Nach etwa einer halben Stunde mündet das Gespräch in eine Beichte, und nach der Lossprechung bin ich meine Fehler, Schwächen und Sünden los. Jesus hat auch meine Schuld mitgetragen und kann mich davon erlösen. Diese Erlösung spüre ich als Befreiung. Nach der Beichte fällt mir eine Last von der Schulter. Auch die seit fünf Jahrzehnten eingewachsenen Gefühle der Wut, Trauer und Angst kommen zur Sprache. Woher kommt die Wut? Worin liegt sie begründet? Gegen wen richtet sie sich? Wir suchen. Das „Paket Wut" mit allem drum und dran wird dann geschnürt, und ich darf das Paket dem Herrn Jesus unter das Kreuz legen. Jesus hat auch diese Last schon mitgetragen, und ich werde auf diese Weise meine Wut los. Ähnlich wurden die Pakete „Trauer" und „Angst" geschnürt und unters Kreuz gelegt.

Ich bin glücklich, daß mir Gott einen bereiten und einfühlsamen Seelsorger für meine geistliche Begleitung geschenkt hat.

Mein neues Mantra heißt:
„Jesus Christus, Sohn Gottes, erbarme dich unser."

Beim Gehen, bei der Gartenarbeit, beim Holzhacken, während der Rast nach Tisch, bete ich dieses Mantra oft. Hundertemale.

Heilungsdienst bei Christoph

Im Juni 1990 wurde ich von Freunden zum Heilungsdienst der charismatischen Erneuerungsbewegung (CGE), Gebetsgruppe Betlehem – Efrata in Pettenbach eingeladen. Es ging mir schlecht: Ausgelaugt von den Mühsalen des Schuljahres, der Primar hatte mich auf neue Magen- und Nerventabletten umgestellt. Die Begleiterscheinungen quälten mich. Zerschlagen, beladen, schwindlig, von Übelkeit und Schlaflosigkeit geplagt, Kreislaufkollaps, in der Kirche umgefallen, bewußtlos ...

Im Gebetsraum kniete ich vor dem Gekreuzigten und sprach vor der Zeugenschaft einiger Mitglieder des Heilungsdienstes schmerzhafte Erfahrungen aus. Ich bat um Vergebung. Und alle erflehten die heilende Kraft Jesu. Nochmals übergab ich dem Herrgott mein Leben, ich wollte nur der Verwalter sein. Meine Freunde legten mir die Hände auf, baten um Heilung und sangen in Sprachen. Eine Harmonie fremdartig klingender Laute und Töne. Ich fühlte mich wohl, wie getragen vom Meereswasser, und zwei Stunden erschienen wie zehn Minuten.

Bei den nachfolgenden noch drei weiteren Heilungsdiensten waren der Leiter der Gebetsgruppe, Christoph, und ich allein. Geschickt und einfühlsam geleitete er mich folgende Heilsschritte:

- Sachverhalt
  Zunächst sollte ich eine schmerzhafte Erfahrung vergegenwärtigen, den Sachverhalt erkennen.
- Klarheit
  Er hielt es für notwendig, die Leiderfahrungen vor Christus und seinem Zeugen klar zu formulieren und laut auszusprechen.
- In Jesus ist Heil
  In einem Akt des Vertrauens durfte ich den heilenden Eingriff Jesu erwarten.
- Verzeihung
  Den an mir schuldig gewordenen Menschen und auch mir selber verzieh ich und sprach diese Verzeihung vor dem Zeugen laut aus.
- Annahme
  Vorsichtig und einfühlsam leitete mich Christoph an, die Vergangenheit, auch alles Widerwärtige anzunehmen, ja zu sagen zu mir selber, zu meinem Beruf, zu meiner Familie, zu allen Mitmenschen, ja zu lästigen Schülern, ja zum aufsässigen Chef, ja zur Krankheit.
- Rücknahme
  Alte Aussagen, die nicht im Sinne der Heilsbotschaft Jesu waren, nahm ich zurück. Kategorischen Imperativen, die den Heilsfluß stören könnten, alten Schwüren widersagte ich.

- Unters Kreuz legen
  Anschließend durfte ich meine Sorgenpakete schnüren, eines um das andere und durfte diese Klüngel der Qual, der Zerrissenheit und der Disharmonie, es laut aussprechend vor dem Zeugen, unters Kreuz legen.
- Beten um Heilung
  Gemeinsam erflehten wir Gottes Hilfe.
- Erlösung
  So geschah an mir Erlösung. Durch Jesus. Auf diese Art und Weise wurden viele Abschnitte meines Lebens, Fehler, Sünden, Disharmonien aufgerollt und unter dem Kreuz aufgelöst.

Es löste sich Knoten um Knoten. Folgende Themen kamen zur Sprache: Meine Verwundungen, Kindheitsverletzungen, Weltkriegstrauma, Krankheit und Leid, Kunst der Ärzte, Tabletten, Scheitern der Karriere, Kollegen, Chef, Vater früh verloren, Mutter ängstlich besorgt, Geschwister, Verwandte, Mitmenschen, Partnerschaft, Kinder, Traurigkeit, Ehrgeiz, Beruf, Geld, Wohltaten. Immer ein ähnlicher Vorgang:

Nachdem der Sachverhalt geklärt war, durfte ich die Situation dem Herrn unters Kreuz legen und darauf vertrauen, daß Jesus daraus das Beste macht, und wäre es ein Scherbenhaufen, Gott kann daraus ein Kunstwerk fügen. Wenn ich mich dem Herrn anvertraue, ihn liebe, wird alles bestens geregelt. Dann Gebet um Heilung, Handauflegung und Danksagung.

Über viele Einzelheiten aus diesem Heilungsdienst kann ich nicht schreiben, weil sie Persönliches, eine Analyse, Gesprächstherapie, ein Beichtgespräch enthielten. Zum Teil wurden Ergebnisse der Psychoanalyse aus den Jahren vorher ergänzt und verstärkt. Bilder aus der Bibel wurden veranschaulicht und in mein Leben transferiert: Jesus stillt den Sturm, Petrus wandelt am Wasser, Josuas Kundschafter in Jericho. Die passenden biblischen Aussagen ließ Christoph geschickt einfließen. Sie trugen das Heilungsgespräch.
Neu für mich war: Ich erlebte Erlösung.
Nach der Entlastung fühlte ich mich frei.

5.–7. Okt. 1990: Der Schrei

An allen drei Tagen war ich beim wundertätigen Pater Emiliano im Linzer Dom. Zehntausende Menschen. Seit Menschengedenken kein solcher Andrang. Die meisten baten Gott um Heilung oder beteten für Angehörige. Ich tauchte in diese erwartungsvolle Stimmung ein. Die Atmosphäre einer gleichen Gesinnung trug mich, trotz meiner Schmerzen ein heiler Zustand. Seelisch war ich aufgewühlt und erregt trotz sedierender Präparate. Ich flehte, weinte, winselte um Heilung. Ich spürte auch die Nähe Gottes und eine umschließende Geborgenheit, aber ich spürte keine Wärme in mir, die die Heilung anzeigen sollte. Nichts. Am letzten Tag fuhr ich wieder zum Dom. Unterwegs im Auto, ich war alleine, schrie und brüllte ich Gott an: Jesus Christus, Sohn Gottes, Erlöser, heile mich, ich will dein Zeuge sein! Wie ein Ertrinkender brüllte ich Gott zigmal an bis meine Stimme versagte. Doch beim Heilungsgottesdienst im Dom tat sich nichts in mir. Auch am dritten Tag wurde ich nicht geheilt. Trotzdem war ich verändert: Die Ausweglosigkeit und die Zerrissenheit in mir waren verschwunden; das Gefühl und die Sicherheit wurden mir geschenkt: Gott wird mir sehr bald nicht nur Schmerzen und Beschwerden nehmen, sondern mich von innen her gründlich heilen und erneuern, was sich in einigen Monaten bestätigen sollte. Als ich mit dem Auto heimfuhr, war ich ruhig und gelassen, heiter und frei. Meine Gedanken waren noch im Dom: Wie in einem Film war mir mein Leben vorgeführt worden. Die vergangenen fünf Jahrzehnte hatte ich blitzartig erschaut wie ein Panorama bis in Einzelheiten. Dann, am Schluß der Heilungsmesse hatte ich Pater Emiliano ein geschnitztes Kreuz – Erlösungswerk – geschenkt mit der Bitte, für mich und meine Familie zu beten. Jesus hatte mein Schreien gehört, demütig ergab ich mich dem heiligen Willen Gottes.

Die einzelnen Schritte meiner Erlösung will ich jetzt aufzeigen, indem ich Blitzlichter der Ereignisse darstelle.

Der Freund in der Not

Mein Freund Ernst und auch seine Frau erzählten mir von einer Fernsehsendung, die am 20. und 21.6.1989 in „Wir – Bürgerservice" unter der Gesprächsleitung des bekannten Redakteurs Walter Schiejok zum Thema „Amalgam – Gift im Mund" ausgestrahlt wurde. Im Frühjahr 1990 wurde in der Sendung „Argumente" mit dem bekannten Wiener Amalgam-Opfer E. E. und einigen Experten der Medizin ebenfalls über giftige Plomben in den Zähnen diskutiert. In der Sendung wurde ein Patient vorgestellt, der die gleichen Krankheitszeichen hatte wie ich: Arge Probleme mit dem Verdauungstrakt, Störungen in der Funktion des vegetativen Nervensystems und eine Unzahl von Beschwerden, die die Ärzte nicht in den Griff bekamen.

Meine Freunde und auch meine Frau drängten, ich solle doch das Buch lesen von Ernst Ebm, „Gift im Mund, Amalgam gefährdet unsere Gesundheit", Verlag Medizin & Neues Bewußtsein, 1985. Ich wehrte heftig ab: An die 30 Mediziner hatten mich untersucht, beraten und behandelt, an die 100 Gesundheitsbücher hatte ich studiert, und ab jetzt wollte ich nichts mehr unternehmen. Zu meinem Hausarzt und zum Neurologen hatte ich Vertrauen, befolgte ihre Ratschläge, nahm die Tabletten, und die Beschwerden wollte ich geduldig ertragen. Gott hilft mir dabei. In der Gebetsgruppe habe ich eine neue Heimat gefunden. Ein halbes Jahr ging ich meinem Freund und dem Buch „Gift im Mund" aus dem Weg.

Der Fingerzeig Gottes

Am 12. November 1990, auf meinem Schreibtisch lag schon eine Liste mit Adressen von Ärzten, die sich mit Amalgam-Entgiftung befaßten, erzählte ich Christoph, meinem Gebetskreisleiter, von diesem Verdacht, dem ich keine Bedeutung beimesse, weil ich endlich meine Ruhe haben will. Er aber durchleuchtete mich mit seinem klaren Blick und sprach leise: „Geh dieser Spur nach." Und sosehr ich auch abzublocken versuchte, ich konnte mich diesem Autrag nicht entziehen. Ich griff zum Buch „Gift im Mund". Noch ein zweites Mal waren die Worte Christophs für mich lebensverändernd, als ich nämlich bemerkte, daß ich wieder zu meiner ehemaligen Heilpraktikerin fahren wollte. Ruhig sagte er: „Du brauchst sie nicht. Jesus allein kann dich heilen. Er ist ein eifersüchtiger Gott, der keine anderen Götter neben sich will. Halte dich nur an Gott." Seither war ich nicht mehr bei der Heilpraktikerin.

DER ORF LÜFTET EIN GEHEIMNIS

Oktober 1990: Meine Anfrage:

An den
ORF „Argumente"
z. Hd. Herrn Redakteur Walter Schiejok
Würzburggasse 30
1136 Wien

Betrifft: Amalgam – Gift im Mund

Sehr geehrter Herr Redakteur Schiejok!
Bitte schicken Sie mir zum o. g. Thema Informationen, Ärzte- und Zahnärzte-
Adressen zum Amalgam-Problem und die einschlägige ORF-Nachlese.
Besten Dank im voraus und freundliche Grüße.

Als Antwort bekam ich das Informationsblatt „Ärzte und Zahnärzte
zum Amalgam-Problem"

Auf meine zweite Anfrage erfuhr ich vom ORF-Kundendienst näheres
über die ORF-Nachlese.

Die Zahnärzte-Adressen ignorierte ich, denn einerseits hatte ich einen
guten Zahnbehandler, andererseits wollte ich nicht nach Wien, 400
Kilometer hin und retour, zum Zahnarzt fahren. Bei Univ.-Prof. Dr. Dr.
Jörg Birkmayer, Labormediziner und bei Univ.-Prof. Dr. Thomas Till
fragte ich schriftlich an, außerdem bestellte ich die ORF-Nachlese.
Eine Informationslawine kam ins Rollen.

Amalgam – Gift im Mund: ORF-Nachlese

Von der österreichischen Staatsdruckerei, Rennweg 12 a, 1037 Wien,
erhielt ich prompt die ORF-Nachlese vom September 1989 zum
Thema „Amalgam – Gift im Mund".

Wolfgang Hingst berichtet über die Sendung in „wir – Bürgerservice"
unter der Gesprächsleitung von Walter Schiejok. Gleich der erste Satz
schockierte mich: „Rund zweieinhalb Tonnen Quecksilber werden
pro Jahr in die Zahnlöcher der Österreicher gestopft – in Form von
Amalgamplomben. *Da Quecksilber ein giftiges Schwermetall ist, hat
es an Warnungen nie gefehlt.* Sie wurden aber von den Amalgambe-

fürwortern damit abgetan, das unedle Metall *werde nicht freigesetzt.* Neue Studien belegen nun, daß das *falsch ist.*"[12]

Eine gewaltige Aussage. Dreierlei lernte ich:

– Ich habe giftiges Quecksilber im Mund, seit 40 Jahren.
– Bisher meinte man, das giftige Schwermetall werde aus den Zahnplomben nicht herausgelöst.
– Diese Meinung war ein Irrtum, was neueste wissenschaftliche Erkenntnisse beweisen. – Also: giftiges Quecksilber kommt in den Körper.

Die Frage, wodurch Quecksilber frei wird, beantwortet Wolfgang Hingst so: „Quecksilber wird ... beim Legen von Amalgamplomben abgegeben ... beim Kauen und Trinken wird Quecksilber frei ... Durch den Energiefluß (im Mund) werden Quecksilber, Kupfer und Silber herausgelöst ... Auch beim Ausbohren von Amalgamplomben wird Quecksilber frei."[13] Und diese Aussage wird mit Forschungsergebnissen der Cornell-Universität New York belegt. Auch österreichische, deutsche, schwedische u. a. Experten kommen zu diesem Ergebnis.

Angesprochen auf Quecksilberdepots im Körper geht aus dem Gespräch zwischen Walter Schiejok und Univ.-Prof. Dr. Thomas Till, Sachverständiger für Zahnheilunde und Mundmikrobiologie, folgendes hervor: „Also ist mit Sicherheit die Amalgamfüllung die Ursache des Depots an den Zahnwurzeln!"[13a] Wie sehr sich dieser Satz bestätigen sollte, erzähle ich später, als ich nämlich einen amalgamgefüllten Weisheitszahn ziehen und im Labor untersuchen ließ.

Und Univ.-Prof. Dr. Rudolf Slavicek von der Universitätszahnklinik Wien sagte unter anderem: „Das heißt aber nicht, daß nicht aus dem Zahn, der mit Amalgamfüllungen belastet ist, Quecksilber abgesetzt wird."[13b] Und Walter Schiejok darauf: „Was mich so fasziniert hat, das war ja, daß Sie als Vertreter der Schulmedizin gar nicht geleugnet haben, daß es Amalgam- oder Quecksilberauslösungen aus den Zähnen geben kann. Da war doch früher die Meinung viel mehr verhärtet – oder?" Ich stellte an die ORF-Nachlese eine weitere Frage: „Welche Organe werden durch ausgeschwemmtes Quecksilber geschädigt bzw. welche Krankheiten entstehen?" Als Antwort einige Zitate:

---

[12] – [13b] Fußnoten beziehen sich auf die Numerierung im Literaturnachweis, siehe Seite 133.

„Bei einer Patientin lagen schwere Störungen durch Amalgamplomben vor. Jahrelang wurde sie auf Multiple Sklerose behandelt ...“[13c]

Dr. Alfred Riesser, Zahnarzt in Mödling bei Wien: „Prinzipiell kann durch das Amalgam jedes Energiesystem, Organsystem und Organ gestört werden ...“[13d]

„Asthma, Dickdarm, Leber, Gallenblase, das zentrale Nervensystem ..., Muskelschwäche, Gleichgewichtsstörungen sind direkt auf die Vergiftung durch Quecksilber zurückzuführen ...“[13e]

Prof. T. Till: „... wobei das Gefährlichste die Quecksilberverseuchung des Gehirns ist, des limbischen Systems, und das kann man testen.“[13f]

„Müdigkeit, Affektlabilität, Schlafstörungen – das gehört alles dazu, wobei immer auch eine Schwächung des Immunsystems inbegriffen ist.“[13g]

Es ist aber allgemein bekannt, daß ein geschwächtes Immunsystem krank macht: Allergien, Krebs, Aids ... Es ist auch bekannt, daß giftige Schwermetalle wie Quecksilber, Kupfer, Silber, Zinn ... das Immunsystem schwächen. Der bekannte Hygiene- und Laborfacharzt Univ.-Prof. Dr. Viktor Dostal wird zitiert: „Es handelt sich zum Teil um Veränderungen im Zentralnervensystem, also im Gehirn, in den Nerven – um chronische Entzündungen. Die Quecksilbervergiftung ist eine chronische Vergiftung ...“[13h] Solche Aussagen der Medizinwissenschafter, Aussagen von Experten, sind mir wichtig, weil ich von Ärzten öfters gesagt bekam: „Ihnen fehlt weiter nichts, sie haben n u r Funktionsstörungen der Nerven,“ womit ich in die Nähe von Simulanten und eingebildeten Kranken gerückt wurde. Tatsache ist, daß ich seit Jahrzehnten mit Problemen im Zentralnervensystem, mit dem vegetativen Nervensystem und mit Entzündungen im Gastrointestinaltrakt (Magen, Darm, Speiseröhre, Mund) zu tun habe.

Das Heimtückische an dieser Intoxikation (= Vergiftung) ist, daß das giftige Quecksilber in den Knochen, im Gehirn, in Leber, Nieren, Pankreas... abgelagert wird. Die Halbwertzeit für Quecksilber beträgt 18 Jahre. Das heißt: auch wenn kein einziges Mikrogramm Quecksilber mehr in den Körper gelangt, der Abbau aus den Organdepots dauert lange. Die Giftmenge halbiert sich in 18 Jahren. Eine schwere Last!

[13c] – [13h] Fußnoten beziehen sich auf die Numerierung im Literaturnachweis, siehe Seite 133.

Ein weiteres Zitat: Dr. Wolfgang Köstler, Arzt: „Quecksilber wird in den Organen abgelagert, vor allem im zentralen Nervensystem, in den Genitalorganen und in den Nieren. Aber auch in der Leber hat man Depots von Quecksilber ... Ausschwemmungstherapie ... unter ärztlicher Kontrolle."[13i]

Nach einem Daunderer-Gutachten (dem international bekannten Münchner Internisten und Toxikologen Prof. Dr. Max Daunderer) ʷⁱrden bei einem Patienten während einer Ausschwemmungsthera- ⁻⁸⁰ Mikrogramm Quecksilber pro Liter Harn gemessen. Der ⁺ beträgt 12 Mikrogramm pro Liter Harn. Eine unvor- ⁻ⁱtung des Gift-Grenzwertes. Auch jeder Laie ⁻⁻ⁿᵉ Belastung nicht gesund sein kann.

werden sind – von seiten des ⁱt, Gereiztheit, Apathie, Ner- ." Mir fielen die Schuppen von uͨ⁻ ⁱᵉn von Müdigkeit bis zu Bauchschmeͣ⁻ .te bringen. All das traf bei mir zu.

Ich war entsetzt. Alle Fakten uͨ ⁱrzinformation paßten haargenau auf meine Krankheitsgeschiͨ⁻ ᵉ. Und mein Mund, meine Zähne waren voller Amalgam. Hatte ich Gift im Mund? Hatte mich giftiges Quecksilber seit 40 Jahren einschleichend krank gemacht? Sollte ich ein Amalgamopfer sein? Und Experten, Medizinwissenschaftler wußten und wissen das alles? Unfaßbar! Und die Heilung sollte Jahrzehnte dauern? Nach einer schlaflosen Nacht rief ich am nächsten Morgen einen Arzt an, erzählte von meinen neuesten Erkenntnissen, daß ich die Ursache aller meiner Krankheiten gefunden habe und daß ich das Gift im Mund loshaben will. Der hochangesehene und tüchtige Arzt beruhigte mich, er sagte, die Sache mit dem Amalgam sei noch nicht abgeklärt, wenn überhaupt, dann würden nur ganz geringe Mengen von Quecksilber frei und diese könnten dem Körper nicht schaden, und ich solle mich von den Medien nicht beunruhigen lassen. Als ich daraufhin mit Zitaten der Universitätsprofessoren Prof. Dr. T. Till, Prof. Dr. M. Daunderer und Prof. Dr. Slavicek antwortete und um die Angabe der einschlägigen wissenschaftlichen Abhandlung für diese verharmlosende Aussage zum Amalgam ver-

[13i] Fußnote bezieht sich auf die Numerierung im Literaturnachweis, siehe Seite 133.

geblich bat, hegte ich Zweifel. Weitere Gespräche mit anderen Schulmedizinern enthielten auch eher verharmlosende Aussagen. Entweder, sie waren nicht informiert, kannten nicht den Stand der Forschung oder es wurde bewußt verschleiert.

Meine Neugierde war geweckt. Ich krempelte die Ärmel hoch und forschte nach der Wahrheit.

Die vier Hauptfragen waren:
- Was ist Amalgam?
- Wieviel Gift habe ich in den Organen?
- Welche Erkenntnisse hatten Experten anderer Nationen? Was berichten deren Dokumente?
- Wer hilft mir?

Was ist Amalgam?

Der Neue Brockhaus in fünf Bänden schreibt auf Seite 64:[14] „Amalgam (arab. al malgham, erweichende Salbe)

1) Legierung eines Metalles mit Quecksilber. Eine Reihe von A. wird bei geringer Erwärmung weich und knetbar; sie werden daher zu Metallkitten und Zahnfüllungen verwendet. Hergestellt wird A. durch Verreiben von Quecksilber mit fein verteiltem Metallpulver oder durch Behandeln des Metalles mit der wässerigen Lösung eines Quecksilbersalzes. Zinnamalgame dienen zu Spiegelfolien.

2) innige Verbindung ... Amalgamation, Verfahren zur Gewinnung von Gold und Silber aus den Erzen durch Anlagerung von Quecksilber."

Woraus besteht Amalgam?

Herkömmliches Amalgam, wie es meine Zahnlöcher 40 Jahre lang füllte, besteht aus „70% Silber (chemisches Zeichen Ag), 27% Zinn (chem. Zeichen Sn) und 3% Kupfer (chem. Zeichen Cu)." Zitiert nach „Konsument 7/90, Amalgam: Zeitbombe Zahn", Seite 15.[15]

Dieses Schwermetallpulver wird im Verhältnis 1:1, etwa mit dem flüssigen Quecksilber als Bindemittel, vermischt. Mit diesem Quecksilber verbinden sich die verschiedenen giftigen Schwermetalle.

---

[14] – [15] Fußnote bezieht sich auf die Numerierung im Literaturnachweis, siehe Seite 133.

Ich vergleiche laienhaft die Schwermetallmenge in meinem Mund mit drei Silber-Zehnschilling-Münzen. Diese etwa 20 Gramm Metall im Mund bestanden aus gut 10 Gramm Quecksilber, etwa 7 Gramm Silber, etwa 2 $^1/_2$ Gramm Zinn und $^1/_2$ Gramm Kupfer.

Wie giftig ist Quecksilber?

Im Lexikon 2000, Zweiburgen Verlag, 1984, lese ich:

„Toxizität: Während metallisches Quecksilber weitgehend ungefährlich ist, kann das Einatmen der Dämpfe zu schweren Vergiftungserscheinungen führen. Ebenso sind alle Salze, soweit sie löslich sind, sehr starke Gifte, besonders gefährlich aber sind die leicht flüchtigen organischen Quecksilberderivate. Die Vergiftungssyptome beginnen mit Zahnfleischbluten und führen über Kopfschmerzen, Gedächtnisschwund und schwersten Schäden im Zentralnervensystem letztlich zum Tod."[16]

Diese akuten Vergiftungserscheinungen wurden zumeist bei Quecksilberarbeitern beobachtet.

Auch Silber, Zinn und Kupfer sind giftig, und die Symptome der Vergiftungserscheinungen sind bekannt.

Schwermetalle – ein schweres Erbe?

Ich habe das Buch von Hanswerner Mackwitz und Barbara Köszegi „Zeitbombe Chemie – Strategien zur Entgiftung unserer Welt", Orac, 1983, gelesen.[17]

Daraus einige Zitate, die die interessierten Leser neugierig machen sollen:

Seite 61: „Plinius der Ältere wollte die Menschen warnen und meinte über die Giftigkeit des Quecksilbers: venenum omnium rerum est, – es sei sozusagen das stärkste aller Gifte."

„Im Buch der Gifte des arabischen Alchemisten Gabir findet sich der folgende Hinweis: Das Quecksilber ist ein tödliches Gift von großer Hitze. Der Mensch, der es einatmet, verliert das Gedächtnis . . . bringt es das Blut zum Stehen . . . und tötet ihn schnell."

---

[16] – [17] Fußnoten beziehen sich auf die Numerierung im Literaturnachweis, siehe Seite 133.

„Paracelsus zieht ein ganzes Register von Quecksilberischen Krankheiten in seinen Opera I: Zittern, Zeenklopfen, Lungenfeule, Magen-
feule, Hirnfeule, Nierenfeule, Eyngeweydefeule .."

Seite 62 ff.: „1953 begann in den Fischerdörfern der Minamata-Bucht
in Japan ein rätselhaftes Massensterben von Katzen, Krähen und Mö-
wen. Die Tiere torkelten wie betrunken, rollten sich zuckend im Sand
oder sprangen ins Meer und ertranken. 1954 traten die Symptome
erstmals auch bei Menschen auf. Es begann mit Lähmungen und
Sehstörungen. Junge Mütter gebaren schwerstgeschädigte Kinder,
blinde, gelähmte, fast reaktionslose atmende Holzpuppen. ... Bis
zum Jahre 1982 waren 1850 Personen offiziell als Minamata-Opfer
anerkannt, davon sind bereits 521 gestorben. Die Gesamtzahl der
Quecksilber-Geschädigten wird auf 15.000 geschätzt. Ursache der
15 Jahre vertuschten Umweltkatastrophe war das Chemiewerk X.,
das seine Abwässer ... ungeklärt in die Bucht von Minamata fließen
ließ. Bakterien im Schlamm verwandelten das Schwermetall in die
hochgiftige, fettlösliche Substanz Methyl-Quecksilber – und diese
wurde über die Nahrungskette, v. a. im Thunfisch, angereichert und
von den Bewohnern Minamatas konsumiert."

Auf weiteren 12 Seiten wird von weiteren Quecksilberkatastrophen
berichtet. Ich habe aus dem Buch von Mackwitz gelernt, daß das von
Bakterien umgewandelte Quecksilber hochgiftig ist. Sollte etwa
durch die Mundmikrobiologie ebenfalls Methyl-Quecksilber entstehen? Ich zitiere Mackwitz weiter: „Zudem haben die Wiener Untersuchungen gezeigt, daß das Quecksilber nicht nur in der Mundhöhle frei
wird und mit dem Speichel in den Verdauungstrakt wandert, sondern
daß es sich auch im Zahn selbst absetzt."

Diese wenigen Informationen erschütterten mich, und all das wußte
man, waren wissenschaftlich gesicherte Erkenntnisse!

Der Amalgam-Pionier aus Wien

Der österreichische Journalist aus Wien, Ernst Ebm, ist einer der vielen Amalgam-Geschädigten. In seinem „persönlichen Bericht mit der
Unterstützung der führenden Wissenschaftler auf diesem Gebiet" mit
dem Titel „Gift im Mund"[18] schreibt er über seinen Leidensweg mit

---

[18] Fußnote bezieht sich auf die Numerierung im Literaturnachweis, siehe Seite 133.

vielen Beschwerden und großen Schmerzen, über seinen Irrweg von Arzt zu Arzt, von Krankenhaus zu Krankenhaus, von Therapie zu Therapie durch ein undurchsichtiges System des Medizinwesens. 1982 wurden seine Amalgamplomben eindeutig als Ursache seiner Krankheiten entlarvt. Es wurden alle Zähne gezogen, Ausschwemmungstherapien und schwierige Kieferoperationen folgten. Herr Ebm hat dafür ein Vermögen an Heilungskosten selbst ausgeben müssen, weil die Krankenkasse derartige Behandlungen nicht bewilligte. Der Patient klagte auf Refundierung der Heilungskosten, wobei ihm in einer Grundsatzentscheidung des Höchstgerichtes recht gegeben wurde.

Gift im Mund – Amalgam gefährdet unsere Gesundheit

Ein persönlicher Bericht, mit der Unterstützung der führenden Wissenschaftler auf diesem Gebiet, von Ernst Ebm, verlegt bei Medizin & Neues Bewußtsein, 1985.[19] Jeder Mensch, der Verdacht schöpft, seine Amalgamplomben könnten gesundheitlich schaden, sollte dieses Buch lesen. Eine Fundgrube von wissenschaftlichen Erkenntnissen, Abhandlungen und Befunden. Grundlegendes Wissen ist für jedermann verständlich dargelegt.

Aus diesem Buch habe ich von Kapazitäten auf dem Gebiet der Amalgamforschung gelesen:

Prof. Dr. Leopold Altmann

Internist und Zahnarzt, der Wiener Vater der Herdlehre. Zitat aus seiner 1. Patienteninformationsschrift von 1952, Seite 159: „Alt kann man werden, wenn man gesunde Zähne hat oder gar keine."

2. Patienteninformationsschrift, 1970, Seite 162: „Wie gut ist Amalgam? ... Kurz gesagt, die Metallionen bilden submucös Eiweiß-Metall-Komplexe, die als Sensibilisierungsfaktoren dienen." ... „Wir warnen aber nicht nur vor Amalgamfüllungen, besonders vor schlecht verarbeiteten, sondern auch vor anderen Metallkombinationen im Mund ..."

Prof. Dr. Mats Hanson

Der schwedische Wissenschaftler schreibt 1982 (Seiten 194 ff.) über

---

[19] Fußnote bezieht sich auf die Numerierung im Literaturnachweis, siehe Seite 133.

„Krank durch Zahnbehandlung – Permanente Quecksilbervergiftungen", „Transport im Nervensystem", „Galvanische Zellen", „Der erste und der zweite Amalgam-Krieg", „Korrosion von Amalgam", „Giftigkeit von Quecksilber und Vergiftungserscheinungen", „Unterschiede zwischen organischem und anorganischem Quecksilber".

Prof. Dr. Alfred Stock

Professor für Chemie am Kaiser-Wilhelm-Institut in Berlin schrieb 1926 (!) über „Die Gefährlichkeit des Quecksilberdampfes und der Amalgame". Prof. Stock und seine Assistenten, die mit Quecksilber zu tun hatten, klagten über verschiedene Beschwerden: geistig matt, abgespannt, Unlust, Minderung des Gedächtnisses, niedergeschlagen, quälende Unrast, mißmutig, Scheu vor der Öffentlichkeit, humorlos, kleine Hindernisse, die früher nicht einmal beachtet wurden, erschienen unüberwindlich ...

Prof. Lewin, angesehener Toxikologe, wurde hinzugezogen. Er erklärte mit Bestimmtheit, daß alle Erkrankten an Quecksilbervergiftung litten. (Zit. nach T. Till, „Schach unserem Gebißverfall", 1985, Seite 254.)[20]

Dr. med. Hans Raue

mit den Fachgebieten Augenheilkunde und med. Diagnostik, Mundstrommessungen schreibt 1980 (Seite 168): „Die langsame elektrolytische Zersetzung von Amalgamfüllungen der Zähne läßt Stoffe entstehen, die zur Sensibilisierung führen."

Seite 172 ff.: „Gesundheitsstörungen durch Amalgam im Mund ... Häufige Fehldiagnosen: HWS-Syndrom, Depression, vegetative Dystonie, Hypochondrie, unklare Kopfschmerzen, Migräne ..."

Seite 173: „Und die Betroffenen werden nicht selten als Hypochonder bzw. ‚Nervenkranke' angesehen. Diesem Mißstand sollte ein Ende gesetzt werden!"

Prof. Dr. Thomas Till

Wien, Kieferchirurg und Spezialist für Amalgamforschung und Mund-

---

[20] Fußnote bezieht sich auf die Numerierung im Literaturnachweis, siehe Seite 133.

mikrobiologie beweist experimentell gemeinsam mit einem Professor an der Technischen Universität in Wien, wie sehr die Zahnwurzeln mit Quecksilber angereichert sind, daß sich die giftigen Schwermetalle vor allem im Gehirn (limbisches System) ablagern, speichern und daß „Analogie von Neurasthenie und vegetativer Dystonie mit Quecksilbervergiftungssymptomen" besteht. (Zit.: „Schach unserem Gebißverfall", S. 29).[21]

Nach der Lektüre des Buches „Gift im Mund" war ich überzeugt, daß meine Krankheit und meine Beschwerden genau in das Zustandsbild eines Amalgam-Geschädigten paßten.

In den Weihnachtsferien 1990/91 wurde mir klar:
Es muß etwas geschehen!

Ich brauche Hilfe!

Einigen mir bekannten Schulmedizinern, zu denen ich Vertrauen hatte, erzählte ich von dem Verdacht einer Quecksilbervergiftung im Zusammenhang mit meinen Beschwerden: Vegetative Dystonie, Neurasthenie, Depression, HWS-Syndrom, Schlafstörungen, Probleme im Gastrointestinaltrakt .., genau meine Krankheiten werden bestimmt durch Quecksilbervergiftung hervorgerufen.

Die Antworten der Schulmediziner: Ein mitleidiges Lächeln, verständnisloses Schulterzucken, Verharmlosung, alles sei noch in Diskussion. ... Der Zahnbehandler wollte die Amalgamplomben nicht ausbohren, weil sie noch fest hielten.

Von dieser Seite kam keine Hilfe.
Ich mußte selbst handeln.

---

[21] Fußnote bezieht sich auf die Numerierung im Literaturnachweis, siehe Seite 133.

DER BIO-ANALYTIKER

Vom ORF hatte ich die Adressen. Zwei Experten wollte ich kontaktieren: Univ.-Prof. Dr. Dr. Jörg Birkmayer und Prof. Dr. T. Till, außerdem plante ich eine Anfrage an verschiedene Ärzte.

Ich wollte wissen, ob meine Amalgamplomben giftig waren. Waren Speichel, Harn, Blut und Zahnwurzeln vergiftet oder nicht? Ich wollte keine Gespräche mehr, sondern Fakten, Laborbefunde, schriftliche Werte, Dokumente.

Am 15. Oktober 1990 schickte ich die nachfolgende Anfrage an das Labor für Bio-Analytik, Ambulatorium für medizinisch-diagnostische Untersuchungen, ärztlicher Leiter Univ.-Prof. Dr. Dr. Jörg Birkmayer, A-1090 Wien, Schwarzspanierstraße 15.

Herrn
Univ.-Prof. Dr. Dr. Jörg Birkmayer
med. Laboratoriums-Untersuchungen
Schwarzspanierstraße 15
1090 Wien
Tel.: 402 23 67

Betr.: med. Laboratoriums-Untersuchung

Sehr geehrter Herr Professor!

Vor einiger Zeit wurde im Fernsehen – und vom ORF habe ich Ihre Adresse erhalten – ein Herr vorgestellt, der an einer AMALGAM-VERGIFTUNG leidet.

Da meine Krankheit ähnliche Symptome zeigt, bitte ich um einen LABOR-TEST, ob in meinem Körper QUECKSILBER gespeichert wird oder ob eine VERGIFTUNG vorliegt.

Bitte schicken Sie mir ein Merkblatt und Informationen.

Mit freundlichen Grüßen.

Am 18. Oktober 1990 kam die nachfolgende Antwort mit Informationsblatt „Tests auf Quecksilberdepots".

Sehr geehrter Herr Felbermayr,

haben Sie vielen Dank für Ihr Schreiben vom 15. 10. 1990 bezüglich Quecksilberuntersuchungen. Auf Grund Ihrer Schilderungen könnte es sich bei Ihren Beschwerden um eine chronische Quecksilbervergiftung handeln. Der Nachweis von Quecksilberdepots im Organismus kann durch den DMPS (Dimaval) Ausschwemmungstest erfolgen, dessen Prozedur Sie in der Anlage erläutert haben. Zu diesem Test können Sie täglich ab 8 Uhr in unser Laboratorium nach Wien kommen. Sie müssen nicht nüchtern sein. Natürlich kann dieser Test auch von Ihrem Hausarzt durchgeführt werden und uns die Harnproben eingesandt werden. Das Quecksilber ist im Harn über mehrere Monate stabil. Der Postversand beeinflußt die Meßergebnisse in keiner Weise. Bezüglich der Kosten wäre zu sagen, daß die Quecksilberanalyse mit chefärztlicher Genehmigung bei Verdacht auf Quecksilbervergiftung von der Gebietskrankenkasse bezahlt wird. Sie sollten klären, ob das bei Ihrer Versicherung auch der Fall ist. Das Dimaval ist zur Zeit nur in der Bundesrepublik Deutschland zugelassen, von wo wir es beziehen und Ihnen zum Selbstkostenpreis von öS 450,- in Rechnung stellen. Gerne stehen wir für einen Quecksilberdepottest zur Verfügung und würden uns freuen, Sie in unserem Laboratorium begrüßen zu können.

Mit vorzüglicher Hochachtung

Univ.-Prof. DDr. Jörg Birkmayer

Anlagen im Schreiben erwähnt

Test auf Quecksilberdepots bei Parkinson-Patienten mittels DMPS (Dimaval) Ausschwemmungstest

Methode: Die Quecksilberkonzentration wird vor und nach Gabe von DMPS (Dimaval) im Harn gemessen. Ist die Quecksilberausscheidung im Harn nach DMPS größer als 50 mcg/l sollte eine Ausschwemmungstherapie durchgeführt werden.

Procedere: Der Patient läßt Spontanharn und erhält dann eine Ampulle (= 5 ml) Dimaval (5 ml entsprechen 250 mg Dimaval), langsam intravenös appliziert. Injektionszeit 5–10 Minuten. Danach soll der Patient ausreichend trinken, 90 Minuten nach der DMPS Injektion läßt der Patient wieder Harn. Beide Harne, der Harn vor DMPS und nach DMPS werden einer Quecksilberanalyse zugeführt.

Alternative Methode mit DMPS Kapseln: Der Patient läßt Spontanharn und erhält dann 3 Kapseln DMPS (100 mg DMPS pro Kapsel) mit viel Flüssigkeit oral verabreicht. Der Patient sollte vorher 2 Stunden nichts gegessen haben. Mindestens 4 Stunden nach Eingabe der DMPS Kapseln wird neuerlich Harn gesammelt und einer Quecksilberanalyse zugeführt (wenn die Kapseleinnahme am Abend erfolgt, kann der erste Spontanurin am nächsten Tag in der Früh gesammelt und analysiert werden.

Ausschwemmung der Quecksilberdepots: Die Ausschwemmung der Quecksilberdepots kann nach 2 Methoden erfolgen:

1. Durch Gabe von DMPS (Dimaval): Eine DMPS Ausschwemmung sollte bei relativ hohen Quecksilberdepots alle 3 Monate einmal durchgeführt

werden. Bei besonders hohen Depots und bei Anzeichen von chronischer Quecksilbervergiftung kann Dimaval als Injektion alle 6 Wochen gegeben werden. Dabei ist zu berücksichtigen, daß Dimaval auch essentielle Spurenelemente wie Magnesium, Zink, Kupfer, Eisen, Mangan und Molybdän ausschwemmt. Diese Mineralien und Spurenelemente müssen deshalb ergänzend zugeführt werden.

2. Biologische Ausschwemmung mit Zink und Vitamin C: Dem Patienten mit Quecksilberdepots sollte täglich 20–50 mg Zink in Form von Zinkorotat oder Zinkaspatat (Unizink) mit Vitamin C zugeführt werden. Am günstigsten ist die Einnahme abends. Diese Therapie kann über Monate durchgeführt werden, wobei etwa alle 3 Monate eine Kontrolle der Quecksilberdepots durchgeführt werden sollte.

Ich wählte die alternative Methode mit DMPS-Kapseln und schrieb am 17. November 1990 folgendes:

Herrn
Univ.-Prof. Dr. Dr. Jörg Birkmayer
Labor für Bio-Analytik
Schwarzspanierstraße 15
A-1090 Wien

Bezug: Ihr Schreiben vom 18. 10. 1990
        Telefonat mit Frau Dr. Stephan am 12. 11. 1990

Sehr geehrte Frau Doktor!

Bitte schicken Sie mir per Post:
DMPS-Kapseln für Test auf Quecksilberdepots,
2 verschließbare Röhrchen für die Harnprobe,
Gebrauchsanleitung.

Besten Dank und freundliche Grüße

Kapseln, Röhrchen und Beschreibung kamen alsbald per Post, ich befolgte genau die Anleitung und schickte die vollen Harngefäße ins Labor.

Am 7. Dezember 1990 erhielt ich den Befund-Bericht, das Begleitschreiben und zwei Seiten Patientinformationsschrift „Amalgam-Therapie" (siehe später).

Sehr geehrter Herr Felbermayr,

haben Sie vielen Dank für Ihr Schreiben vom 5. 12. 1990. Wie Sie Ihrem Befund entnehmen können, haben Sie beachtliche *Quecksilber*depots im Organismus, die sehr wahrscheinlich *für Ihre Beschwerden und Symptome* *verantwortlich sind.* Wir arbeiten bei dieser Problematik schon seit einigen Jahren mit einem der bekanntesten Toxikologen, Herrn Dr. Daunderer aus München, zusammen, der eine Anleitung zur Amalgam-Therapie entworfen hat, die ich Ihnen in Kopie beilege.

Im übrigen würde ich Ihnen empfehlen, sich mit unserer Frau Dr. Roskydal in Verbindung zu setzen, die unter der gleichen Telefonnummer zu erreichen ist. Sie wird Ihnen eine Liste von Zahnärzten nennen, die bereit sind, *Ihre Amalgamfüllungen zu entfernen und durch nicht-metallische Kunststoff oder Phosphatzement zu ersetzen,* damit die Giftquelle einmal primär entfernt wird. Sollten Sie weitere Informationen benötigen, stehe ich Ihnen jederzeit gerne zur Verfügung.

Mit besten Empfehlungen

Univ.-Prof. DDr. Jörg Birkmayer

Anlagen im Schreiben erwähnt

Patient: **FELBERMAYR** Herbert   Befund-Bericht vom 6. 12. 1990

UNTERSUCHUNG	ERGEBNIS		NORMBEREICH (Therapeutischer Bereich)
	im Normbereich	außerhalb Normbereich	
Toxikologie:			
Quecksilber i. Harn	4.80		0.00 – 5.00 ug/l
Quecksilber i. Harn n. DMPS		160.40	0.00 – 5.00 ug/l

DIE SENSATION

Laut Labor für Bio-Analytik hatte ich *„beachtliche Quecksilberdepots im Organismus,* die sehr wahrscheinlich für meine Beschwerden und Symptome verantwortlich sind."

Den höchsten erlaubten Wert von 5 Mikrogramm Quecksilber pro Liter Harn *überschritt ich also um das 32fache,* und das täglich, stündlich ... seit 40 Jahren.

Auch hatte ich das Gefühl, daß sich endlich ein Fachmann um meinen Fall annimmt.

Am 12. Dezember 1990 schrieb ich eine weitere Anfrage an das Labor.

Am 9. Jänner 1991 kam die Antwort mit Hinweisen auf die Amalgamtherapie und die Adressenliste für Zahnärzte und Ausschwemmungstherapie.

ZAHNÄRZTE

Dr. Erich **Kolbeck**
Hörlgasse 6, 1090 Wien, Tel.: 34 46 60
alle Kassen

Dr. Friedrich **Kargl**
Herbeckstraße 2/Stg. 2, 1180 Wien, Tel.: 47 43 31
alle Kassen

Dr. Karl **Mausser**
Engerthstraße 197/Stg. 5, 1020 Wien, Tel.: 26 44 55
alle Kassen

Dr. Helena **Hala**
Kaiserstraße 96, 1070 Wien, Tel.: 93 71 38
alle Kassen

Dr. Rosemarie **Kerschbaumer**
Stuweckengasse 2, 1130 Wien, Tel.: 804 87 48

Dr. Alfred **Riesser**
Enzersdorferstraße 5, 2340 Mödling, Tel.: 02236/22 65 1

Prim. Dr. **Porteder** (Kieferchirurg)
AKH/Hof 8

AUSSCHWEMMTHERAPIE (Schwermetalle)

Dr. Felix **Perger** (Internist)
1070 Wien, Kaiserstraße 123, Tel.: 93 45 94

Dr. **Schweizer**
Tel.: 45 99 73, Mo: 14–15 Uhr, Di und Do: 9–12 Uhr, Fr: 13–16 Uhr
1170 Ortliebgasse 35

Am 28. Dezember 1990 fragte ich wie folgt an und bekam am 8. Jänner 1991 die nachfolgende Antwort.

Labor für Bio-Analytik
Herrn Univ.-Prof. DDr. Jörg Birkmayer
Schwarzspanierstraße 15, 1090 Wien

Sehr geehrter Herr Professor!
Ich danke für Ihr Schreiben vom 7. 12. 1990.
Ja, eine Amalgam-Therapie nach Prof. Dr. Daunderer wird fällig werden. Frau Dr. Roskydal habe ich am 12. 12. 90 geschrieben, leider bis dato ohne Antwort.
Mein Zahnbehandler ist bereit die riesigen Amalgamfüllungen zu entfernen und mit Phosphatzementfüllungen zu ersetzen. Bei diesen teils 3- und mehrflächigen Füllungen übernimmt er allerdings keine Garantie. Er meint, die „Zahnscherben" könnten auseinanderbrechen und nimmt an, daß Goldkronen und ev. Porzellanbrücken nötig sein werden.
Ich befürchte folgendes:
1. Beim Ausbohren des Amalgam werden Amalgamsplitter in das Zahnfleisch geschleudert und sich festsetzen.
2. Wenn die Ausschwemmungs-Amalgam-Therapie zwei Jahre dauert, werde ich Probleme mit dem Phosphatzement bekommen.
3. Manche Plomben sind 35 und 40 Jahre alt. Wahrscheinlich sind Zahnbein, Wurzeln und Fächer so vergiftet, daß es ohnedies zu Extraktionen kommen wird, wie es Herr Ernst Ebm in seinem Buch „Gift im Mund" beschreibt.
Ich lege Ihnen einen Plan meines Zahnbestandes bei und möchte Sie fragen, ob ich nicht besser gleich die schwer lädierten Molaren und Prämolaren extrahieren lassen soll. Alle drei Wochen zwei Stück!?
Bitte schreiben Sie mir Ihre Meinung! Als 51jähriger habe ich nichts dagegen, mir Prothesen oder Teilprothesen einpassen zu lassen. Ich meine, dann hätte ich eine Dauerlösung gefunden. Stimmt das?
Im voraus besten Dank für Ihre Mühe.

Sehr geehrter Herr Felbermayr,

für Ihr Schreiben vom 28. 12. 1990 möchte ich mich bedanken. Ich kann Ihnen nur empfehlen, auch einmal Herrn Dr. Daunderer in München aufzusuchen und ihm über Ihren Zustand bzw. Ihre Beschwerden zu berichten. Zu Ihren Anfragen möchte ich Ihnen folgendes mitteilen:

Sie sollten sich *auf alle Fälle Ihre Amalgamfüllungen entfernen* lassen. Ihre Befürchtung, daß Amalgamsplitter in das Zahnfleisch gesetzt werden und sich dort festsetzen, ist äußerst unwahrscheinlich. Wenn der Zahnarzt mit einer *optimalen Absaugung* arbeitet, werden Sie auch kein Amalgam in Form von *Erosolen* aufnehmen. Eine gewisse Belastung ist aber auf alle Fälle gegeben und es kann sein, daß im Rahmen der Amalgamfüllung-Entfernung sich Ihre Symptome verschlechtern. Auf alle Fälle würde ich eine *Ausschwemmungstherapie* empfehlen, wobei Zink als Quecksilbergegenmittel die beste biologische Möglichkeit darstellt *(40 g Zinkorotat zusammen mit 1 g Vitamin C)*. Außerdem könnten Sie alle *4 Wochen noch eine Dimavalinjektion* erhalten. Ich würde auch mit Prof. Daunderer eine Ausschwemmungstherapie besprechen. Ich glaube nicht, daß es notwendig ist, sich die Amalgam gefüllten Zähne extrahieren zu lassen, denn ein Zahn, auch wenn er Füllungen hat, ist immer besser als gar kein Zahn. Im übrigen kann man anstatt Phosphatzement auch einige bestimmte Kunststoffe oder Keramiken einsetzen. Ich würde dies mit einem aufgeschlossenen Zahnmediziner besprechen.

Ich hoffe Ihnen mit meinen Informationen gedient zu haben und verbleibe für heute mit freundlichen Grüßen.

Univ.-Prof. DDr. Jörg Birkmayer

Zahnarztsuche

Ja, ich brauchte einen Zahnarzt, der mich vom Gift befreite, die Amalgam-Plomben herausbohrte. Oder sollte ich mir alle Zähne ziehen lassen? Eine Kunststoffprothese mit 51 Jahren, auch keine Schande?!

Ich ging auf Arztsuche und schrieb mir bekannten und von Freunden empfohlenen Ärzten eine Anfrage bezüglich Quecksilberintoxikation und Amalgamtherapie.

Alle sechs Ärzte antworteten mir freundlich, fünf davon waren bereit, mich gegen Mikromerkurialismus zu behandeln. Langsam begriff ich, daß meine Krankheitsursachen bei den *Experten eine bekannte Größe waren.* Für die breite Masse aber totgeschwiegen. Warum, darauf komme ich später zurück.

Der Speicheltest

Bevor ich aber an meine Zähnen Hand anlegen ließ, wollte ich noch einen Speicheltest durchführen lassen. War mein Speichel vergiftet oder nicht?

Mein Schreiben vom 20. Februar 1991:

An das Labor für Bio-Analytik
Herrn Univ.-Prof. Dr. Dr. Jörg Birkmayer
Schwarzspanierstraße 15
1090 Wien

Sehr geehrter Herr Professor!
Ich ersuche um Speicheltest bei Amalgamintoxikation.
Bitte Speichel I (Spontanspeichel) und Speichel II (Abrasion nach Kaugummikauen) untersuchen auf Quecksilber, Kupfer, Zinn, Silber.
Ich ersuche um die Röhrchen, die Beschreibung und den nachfolgenden Bericht.
Mit freundlichen Grüßen

Nachfolgend der Befund-Bericht vom 4. März 1991

Patient: **FELBERMAYR** Herbert   Befund-Bericht vom 4. 3. 1991

UNTERSUCHUNG	ERGEBNIS		NORMBEREICH (Therapeutischer Bereich)
	im Normbereich	außerhalb Normbereich	
Toxische Spurenelemente:			
Quecksilber i. Speichel	21.90		0.00 – 2.00 mcg/l
Quecksilber i. Speichel n. Aussch.	32.60		0.00 – 2.00 mcg/l
Kupfer i. Speichel	11.00		0.00 – 2.00 mcg/l
Kupfer i. Speichel n. Aussch.	16.80		0.00 – 2.00 mcg/l
Zinn i. Speichel	6.00		0.00 – 2.00 mcg/l
Zinn i. Speichel n. Aussch.	15.00		0.00 – 2.00 mcg/l
Silber i. Speichel	5.00		0.00 – 2.00 mcg/l
Silber i. Speichel n. Aussch.	9.00		0.00 – 2.00 mcg/l

Mit besten Empfehlungen
Prof. DDr. Jörg Birkmayer

Der Befund besagt

1. Vergleich: Spontanspeichel – Kaugummispeichel: Beim Kauen werden etwa doppelt so viele giftige Schwermetalle aus den Zahnplomben herausgelöst. Der Speichel wird beim Kauen mit Quecksilber, Kupfer, Zinn, Silber angereichert.

2. Bei einem Grenzwert von höchstens 2 Mikrogramm hatte ich 40 Jahre lang eine fast 16fache Quecksilberbelastung zu ertragen. Der Speicheltest wurde in München und Bremen wiederholt. Mit Befund vom 27. 3. 1991 hatte ich 625,4 Mikrogramm Quecksilber pro Liter Speichel. Der deutsche Grenzwert für Quecksilber im Speichel beträgt 2,7 Mikrogramm pro Liter Speichel. Nach dem deutschen Test war mein Speichel um das *230fache giftiger* als der Höchstwert zuläßt.

3. Vergleich mit dem Trinkwasser. Darf Speichel im Mund giftiger sein als das Trinkwasser? Die WHO schreibt eine Trinkwasserqualität vor von einer Schwermetall-Quecksilberbelastung von höchstens 0,5 Mikrogramm pro Liter Trinkwasser. Das heißt, mein Speichel war am 4. 3. 91 mit 32,60 ug/l Quecksilbergehalt *65mal giftiger* als Trinkwasser sein darf, am 27. 3. 91 gar um das *1250fache giftiger* als Trinkwasser. (625 ug/l Quecksilber im Speichel)

4. Wenn meine Mundspeicheldrüsen täglich etwa 2 $\frac{1}{2}$ Liter Speichel erzeugen und ich ebenso etwa 2 $\frac{1}{2}$ Liter reinstes Mineralwasser getrunken habe, so wurde alltäglich 2 $\frac{1}{2}$ Liter Speichel vergiftet. In 40 Jahren habe ich *etwa 36.500 Liter vergifteten Speichel getrunken,* der über die Schleimhäute den Verdauungstrakt, den gesamten Körper belastete.

Ich bin Univ.-Prof. Dr. Dr. Jörg Birkmayer sehr dankbar, weil er sich um meinen Vergiftungsfall angenommen hat. Ich wurde nicht als „Nervler" abgestempelt, sondern mit Informationen und Untersuchungen medizinisch bestens betreut. Zu normalen Honoraren. Die Krankenkasse freilich zahlt nicht so ohne weiteres. Daß die Suche des Professors nach giftigen Schwermetallen richtig war, bewies die Tatsache, daß ich einige Tage nach Einnahme des Ausschwemmungsmedikamtens Dimaval beschwerdefrei war. Vor allem aber war die Ursache meiner Leiden, Magen- und Nervenprobleme gefunden: giftige Schwermetalle im Körper.

DER GROSSE ZAHNPROFESSOR

Seine Adresse bekam ich vom ORF, und seinem Namen war ich mehrmals in medizinischen Büchern über Amalgamforschung begegnet.

Prof. Dr. med. univ. Thomas Till, Facharzt für ZMK, Sachverständiger für Zahnheilkunde und Mundmikrobiologie, Präsident der Internat. Interessensgemeinschaft für Patientenschutz, Fachgebiet Zahngesundheitserhaltung – POZ, Riemergasse 14, 1010 Wien.

Eine kurze Notiz las ich im Buch, „Zeitbombe Chemie – Strategien zur Entgiftung unserer Welt", Orac, 1983, vom Mackwitz/Köszegi, Seite 77: „Untersuchungen des Wiener Mediziners Prof. Thomas Till belegen jedenfalls diese Vermutung (Amalgam-Plomben als Ursache für Parodontose, Anm. d. A.). Tills exakte Messungen ergaben, daß immerhin 0,4 Millionstel Gramm (0,000 4 mg) Quecksilberionen in 12 Stunden im Mund frei werden können. Nach Ansicht von Prof. Till muß diese Menge mit Sicherheit bereits einen örtlichen Dauerschaden hervorrufen. Zudem haben die Wiener Untersuchungen gezeigt, daß das Quecksilber nicht nur in der Mundhöhle frei wird und mit dem Speichel in den Verdauungstrakt wandert, sondern daß es sich auch im Zahn selbst absetzt. Bei der Analyse extrahierter Zähne fand Prof. Till beträchtliche Mengen giftigen Metalls in der Zahnwurzel. Die Forschungsarbeiten der Mundflora-Station am Pathologischen Institut der Universität Wien konnten außerdem vom Schweizer-Zahnmediziner Prof. DDr. Gasser (Universität Basel) im wesentlichen bestätigt werden."

Von Prof. Till las ich drei Bücher:

„Schach unserem Gebißverfall", 1985, Semmelweis-Verlag, „Keine Zahngesundheit ohne Ausschaltung der Fehler in Ernährung und Therapie", 2. Aufl., 1989, Falkenstein-Verlag, „Zahnverfall ist vermeidbar", 1991, Privatdruck der POZ, ISBN 95 000 48. Daraus ein Zitat auf Seite 87:

„Wenn anamnestische Symptome (Konzentrationsfähigkeitseinschränkungen, vermehrte Vergeßlichkeit, Affektlabilität, Müdigkeit, Schlafstörungen etc.) eine Vielzahl von Amalgamfüllungen und Elektroakupunkturergebnisse Hinweise für das Vorhandensein von Metalldepots (aus Zahnflicksubstanzelementen) in der wichtigsten zentralen Funktions- und Koordinationsschaltstelle (ZNS) des Patienten liefern, ist es höchte Zeit, dies ernst zu nehmen."

Am 2. Dezember 1990 fragte ich an, wie mir, einem Amalgamvergifteten, geholfen werden kann.

Am 6. Dezember 1990 erhielt ich folgenden Brief mit Informationsblättern:

Internationale Interessengemeinschaft für Patientenschutz
Fachgebiet Zahngesundheitserhaltung, Wien
Gesundheitsforum der POZ
1010 Wien, Riemergasse 14

Herrn Herbert Felbermayr
Konsulent der
OÖ. Landesregierung

Sehr geehrter Herr Konsulent Felbermayr!
Gerne stehe ich Ihnen mit Rat und Tat zur Verfügung. Vor allem aber möchte ich feststellen, daß es kein Amalgam gibt, das nicht giftig ist! Über 40 Jahre schlage ich mich nun mit dieser Problematik herum. Wirklich fachlich zuständige Informationen kommen leider nur in allerseltensten Fällen aus fachlich qualifizierten Kreisen. Wer besitzt schon in Österreich den Mut und das Wissen um hier aussageberechtigt zu sein. Gewiß keine Krankenkassenärzte und leider auch keine Universitäts-Zahnkonservierer.
Ich kenne die Schrift von Ernst Ebm, sie ist absolut gut und trifft seine Situation objektiv.
Ich lege Ihnen gerne Prospekte meiner letzten zwei Bücher bei, die Ihr gewünschtes Thema behandeln. Nunmehr im Januar 1991 erscheint eine weitere neue Fachschrift mit dem Titel „Zahnverfall ist vermeidbar – Ganzheitsmedizinische Konsequenzen" hier in Wien.
Sollten Sie weitere persönliche Ratschläge von mir brauchen, würde ich Sie darum bitten, den beigefügten Text unseres POZ Forschungsteams zu beherzigen.

Mit meinen besten Wünschen
hochachtungsvoll

Prof. Dr. med. Thomas T. Till.

Sehr geehrter Herr Konsulent! Wien, 14. 12. 1990

Besten Dank für Ihre POZ Spende. Ihre Krankheitsgeschichte samt den Bio-Analytikbefund ist typisch und Sie sind leider keineswegs ein Einzelfall!

Außerdem haben Sie bis jetzt scheinbar noch nicht richtig verstanden, daß „Neurasthenie" und „vegetative Dystonie" keine Krankheit ist sondern nur die gut beschriblichen Symptome einer ganz bestimmten Art von Schwermetallvergiftung! Durch Amalgamfüllungen hervorgerufen! Wobei die Hauptgefahr darin besteht, daß es zu Quecksilberanreicherungen im Organismus bzw. Hirn kommt und dadurch Ausfallserscheinungen entstehen, einhergehend mit Schädigung des Immunsystems und der Körperabwehr.

Eine zielführende Behandlung kann also nur dann erfolgreich sein, wenn vorerst langsam, immer nur 1–2 Zähnen die Amalgamfüllungen entfernt werden und diese dann provisorisch mit Phosphatzement verschlossen werden, nach Ablauf einer Erholungszeit dann weitere 2 Zähne vorgenommen werden, etc. Erst nach endgültiger Entfernung aller Amalgamfüllungen darf daran gegangen werden, die bisher im Körper entstandenen Metalldepots zu entfernen und abzubauen. Erst nach Prüfung und erfolgreichem Abschluß dieser Therapie darf daran gedacht werden, eine endgültige Sanierung des Zahnbestandes vorzunehmen. Sonst kann es sehr unliebsame Überraschungen geben!

Hätten Sie eine Telefonnummer bekanntgegeben, dann hätte ich Sie bereits angerufen.

Ihre Frage 1 ist absolut nicht schwierig zu beantworten, man müßte nur das Ausmaß wissen. Dieses ist leicht durch ein Panoroma-Röntgen festzustellen.

Frage 2 ist bereits durch den Vortext beantwortet.

Im Klartext für Sie, bitte vergessen Sie nicht, es gibt keine Amalgamfüllung, die ungiftig ist!

Mit meinen besten Wünschen
hochachtungsvoll

Prof. Dr. med. Thomas T. Till

Sehr geehrter Herr Konsulent! Wien, 31. 12. 1990

Besten Dank für Ihr Schreiben vom 28. 12. und Ihre Zahnbestandsskizze. Leider kann ich nur darauf bestehen, wenn Sie Wert auf eine gesicherte Diagnostik legen, daß Sie mir zumindest zeitweise ein sogenanntes Panorama-Röntgen über Ihre derzeitige Zahnsituation zur Verfügung stellen. Selbstverständlich gibt es hier Möglichkeiten, dieses Bild dann mit Ihrem Einverständnis zu kopieren.

51

Bitte beruhigen Sie Ihren Zahnbehandler dahingehend, daß ich nicht beabsichtige, Ihre Zahnbehandlung zu übernehmen, sondern mich nur dafür verwenden werde, Sie von Ihrer Quecksilbervergiftung wegzubringen. Dies kann ich selbstverständlich nur dann tun, wenn Sie, Herr Konsulent, sich diesbezüglich an meine Empfehlungen halten.

Ihre Argumentationen 1–3 sind mit Sicherheit zu entkräften, wenn Sie sich an meine Anweisungen halten! Aber ein Panorama-Röntgen muß her! Neuesten Datums.

Mit meinen besten Wünschen für 1991
hochachtungsvoll

Prof. Dr. T. T. Till

Erbitte Ihre Telefon-Nummer!

Am 28. Dezember 1990 meldete ich meine Befürchtungen an, ähnlich wie bei Prof. Birkmayer, am 31. Dezember 1990 die Frage nach dem Panorama-Röntgen. Nach Einsendung und einigen Telefonaten kam am 9. Jänner 1991 die gutachtliche Stellungnahme.

Gutachtliche Stellungnahme auf Grund eines Panoramaröntgenbildes vom 4. 1. 1991

Herr Herbert Felbermayr, Konsulent, ist 51 Jahre alt und leidet unter *typischen Erscheinungen einer chronischen Quecksilbervergiftung*, wahrscheinlich hervorgerufen durch die jahrzehntelange Anwesenheit von Amalgamfüllungen.

Oberkiefer: Insgesamt 12 Zähne vorhanden, davon 1/5 und 2/2 wurzelbehandelt. 1/5 ist auf keinen Fall erhaltungswürdig. 2/5 trägt einen Schwebezahn, in Form einer Goldkonstruktion für 2/4, der bereits fehlt. In der Gegend 3 und 4 links und von 3 rechts gibt es Kieferknochenauflösungserscheinungen. Der noch vorhandene 4 rechts ist mesial davon auch betroffen. Die Diatoren 6, 7, 8 links und 6, 7 rechts tragen große Amalgamfüllungen und sind wahrscheinlich teilweise nicht vital (Vitalitätstest).

Bildhafte Darstellung des Zahnzustandes.

Unterkiefer: Insgesamt 11 Zähne vorhanden. 3/4 zeigt im Röntgen Auflösungserscheinungen. Auch der Brückenpfeiler 4/4. Die Brücke rechts ist zu entfernen, unter Belassung des Pfeilerzahnes 4/7.

Im Prinzip sind Ihre unteren Zähne bedeutend besser erhalten als die Zähne der oberen Kieferhälfte.

52

Die Oberkieferzähne sind meiner Meinung zur Gänze nicht erhaltungswürdig. Als die für Sie günstigste Sanierungslösung bietet sich nunmehr eine totale Oberkieferprothese nach Entfernung sämtlicher Zähne an.

Im Unterkiefer wäre es nötig, die beiden jetzt letzten Zähne neu zu bekronen und als zusätzliche Einrastelemente noch 3/5 und 4/3 auszuwählen. Wie hier tatsächlich zu verfahren ist, ergibt sich erst nach Abnahme der Brücke rechts, hinsichtlich 4/4 und links ebenfalls hinsichtlich einer eventuellen Belassung von 3/4.

Nach Herstellung der Basis im Unterkiefer würde ich empfehlen, ein erweiterbares Stahlgerüst als Zahnersatz auszuwählen. Es ist in Ihrem Falle sehr wichtig, daß sich das ausgewählte Endmaterial gut untereinander verträgt und vor allem, daß auch sämtliche Quecksilberdepots im Organismus zeitgerecht entfernt wurden.

Dr. Thomas T. Till, e.h.

Im Jänner 1991 führte ich mit Prof. Dr. Till mehrere Telefonate. Kernpunkte der Beratung waren: Im Oberkiefer habe ich amalgambedingte Kieferauflösungserscheinungen, die schonendste Lösung wäre eine Totalausräumung des Oberkiefers unter Narkose, sofortiges Einpassen einer vorgefertigten Kunststoffprothese als Provisorium und definitive Prothese nach 6 Monaten.

Prof. Till sagte, die Kieferschrumpfung oben sei so weit fortgeschritten, daß die Ausräumung baldmöglichst erfolgen soll. Nach Jahren müssen die oberen Zähne sowieso alle weg. Wenn dann der Kiefer noch weiter geschrumpft ist, hält dann die Prothese auch nicht mehr.

Wenn nur das Amalgam ausgebohrt wird, kommt es durch den Staub und die Dämpfe zu einer weiteren Quecksilbervergiftung.

Das insgesamt Schonendste und Weitblickendste ist die Totalausräumung unter Narkose im Ambulatorium.

Würde man die alten amalgamverseuchten Löcher mit Gold versorgen, schwindet der Kieferknochen trotzdem weiter, und es muß nach einigen Jahren der Oberkiefer ausgeräumt und das Gold weggeworfen werden.

Im Unterkiefer, so Prof. Dr. Till, möglichst keine Exktraktionen, da der Kieferknochen gut erhalten ist. Goldkronen und Brücken wurden empfohlen.

Ich sollte weiters mich an *Prof. Dr. Birkmayer* in Wien und an *Prof. Dr. Daunderer* in München wenden, bezüglich einer Entgiftung und das tun, was sie sagen.

Mein letzter Brief vom 1. Februar 1991.

Herrn
Prof. Dr. med. Th. T. Till
Riemergasse 14
1010 Wien

Sehr geehrter Herr Professor!

In der Beilage schicke ich Ihnen von meinen Zähnen Fotos, die mein Sohn angefertigt hat, und dazu den Befund von Dr. P.

Meinen nächsten und hoffentlich letzten Zahnarztbesuch habe ich am 19. 2. 1991 bei Herrn OA Dr. G. von der Kiefer-Zahnchirurgie in N. N. Diese Abteilung, und vor allem der Vorstand der Kieferchirurgie, Herr Univ.-Prof. Dr. N. N. haben einen sehr guten Ruf, und ich würde mich dieser Klinik anvertrauen.

Bitte würden Sie mir nach Kenntnis der Zahnfotos für den Kieferchirurgen ein paar Zeilen schreiben, damit er mich nicht als einen eingebildeten Kranken wieder wegschickt. Vielleicht ein paar Hinweise auf meine Krankengeschichte, ein Befund und ein Therapievorschlag. Ein evtl. Anruf wäre am Dienstag oder Mittwoch um 7 Uhr am günstigsten.

Ich danke herzlichst für Ihre Mühe und verbleibe mit freundlichen Grüßen Ihr

Herbert Felbermayr

Nachfolgend das Abschlußgutachten vom 5. Februar 1991:

Abschlußgutachten

für Herrn Konsulent Herbert Felbermayr, Bad Hall, Pfarrkirchen

Auf Grund des vorliegenden Röntgenbildes vom 4. 1. 1991, des Resultates der Quecksilberausschwemmung im Labor Prof. Dr. Dr. J. Birkmayer vom 6. 12. 1990, mit einem *weit überhöhten Wert von 160.4 ug Hg,* den Zustand der Zähne und der Zahnstellung, sowie Gegebenheiten die sich aus anamnestischen Beantwortungen ergaben, ist bei dem Patienten H. Felbermayr nach ganzheitsmedizinischen wissenschaftlichen Kriterien die eindeutige Diagnose zu stellen, der Patient leidet an einer *chronischen Quecksilbervergiftung – mit bereits im Körper vorhandenen Quecksilberdepots!* Hier muß ausdrücklich erwähnt werden, daß es sich bei diesem Patienten nicht um eine *krankenkassenmäßige Schad- und Nutzeffektabwägungs-Diagnostik handelt* – die nicht dazu angetan ist, dafür Sorge zu tragen, daß diesem

Patienten geholfen wird und er durch rechtzeitige Entgiftung wieder im Vollbesitz seiner Gesundheit und Kaufähigkeit gelangt, sondern wie es eben in derartigen Vergiftungsfällen nötig ist, um eine *toxikologisch, ganzheitsmedizinisch eindeutige Diagnostik! Realitätsanpassung ist erforderlich!*

Als Therapie im Falle von Pat. H. Felbermayr, ist es absolut ratsam, sämtliche Restzähne d. Pat. im Oberkiefer zu entfernen. Dies wäre für den Pat. besonders schonend unter Narkose in einer Sitzung, da dadurch keine neuerliche Schadwirkungsgefahr durch Quecksilberentfernung mit dem Bohrer gegeben wäre. Als Wundverschluß sollte dann noch in Narkose eine bereits vor dem Eingriff hergestellte provisorische Kunststoffprothese mit Kunststoffzähnen eingegliedert werden. Diese Art der Kieferräumung ist aber nur dann möglich, wenn der Kreislauf etc. völlig in Ordnung ist! Sonst gäbe es nur noch die Möglichkeit einer langsamen Räumung – zuerst die Amalgamzahnentfernung, nie mehr als 2 Zähne pro Sitzung und Herstellung eines ausbaufähigen Provisoriums. Durch Herstellung eines Gipsmodelles im Ober- und Unterkiefer könnte die Möglichkeit gegeben sein, die allmähliche Behebung des Kreuzbisses zu planen.

Erst nach der totalen oberen Räumung ist daran zu denken, den Zahnbestand im Unterkiefer zu sanieren. Siehe mein Vorschlag vom 9. 1. 91.

Hochachtungsvoll

Prof. Dr. Thomas Till

PS.: Fotos retour

Nun bestand Handlungsbedarf. Ich ging zu meinem Zahnbehandler. Nach langen Diskussionen legte er sich fest: „Die Amalgamplomben halten fest. Die Zähne ziehen? Um Gottes Willen, nein! Ich habe einen Patienten, der würde für solch starke Wurzeln Millionen zahlen."

WER GREIFT EIN?

Nachdem mein Zahnbehandler, der mein Gebiß als „bestens saniert" bezeichnete, nichts unternahm, mußte ich, ohne es zu wollen, einen neuen Zahnarzt suchen.

Freunde berieten mich. Mehreren Zahnmedizinern zeigte ich immer das gleiche Panoramaröntgenbild, stellte die gleichen Fragen, überreichte den Laborbefund und ließ meinen Zahnbestand begutachten. Mehrere *verschiedene Antworten* und Kostenvoranschläge von 0 bis 150.000 S Selbstbehalt *verwirrten mich*.

Bis zu diesem Zeitpunkt hatte ich meinen Zahnbehandler nie gewechselt. Jetzt aber war ich so verunsichert, daß ich die Meinung mehrerer Fachärzte einholte. Die Berichte sind stark verkürzt.

1. Der Radiologe

Meine Bitte um Befund vom 4. Jänner 1991 und der darauffolgende Befund vom 4. Jänner 1991.

Sehr geehrter Herr Doktor!
Lt. Befund des Labors f. Bio-Analytik in Wien (Univ.-Prof. DDr. Jörg Birkmayer) leide ich an einer chron. *Quecksilberintoxikation*. Vergiftungsgrad III nach der vierteiligen Skala v. Prof. Dr. Daunderer.
Für den Internisten und Zahnarzt brauche ich ein *Panoramaröntgen* über die Kieferquadranten und einen schriftlichen Befund über krankhafte Veränderungen.
Weiters bitte ich um Befund über ev. atomar aufbereitete fein verteilte Schwermetalleinlagerungen in den Dentinkanälchen, Alveolen und Kieferknochen, wie dies Prof. Dr. Till, FA f. ZMK in seinem Buch beschreibt.
Bitte Röntgenbild und 2 Kopien.
Besten Dank!
Herbert Felbermayr

UNTERSUCHUNG: FELBERMAYR HERBERT, 10. 4. 1940
PANORAMA, am 4. 1. 1991
Befund:

Keine ossären Veränderungen. Wurzelgefüllt ist der 4er im OK rechts, der gestiftet ist. Wurzelfüllung im 2er OK links. Keine überschießende Wurzelfüllung. Allseits normal weiter Periotontalspalt.

Keine Zahngranulome. Keine pericoronare Knochenresorbtionstaschen.

Ich bedanke mich für die Zuweisung.

Mit kollegialen Grüßen

Dr. N. N.

Dieser Panoramaröntgenbefund vom 4. Jänner 1991 besagt, daß ich keine krankhaften Veränderungen im Mund habe.

Wie anders lautete der Befund des großen Zahnprofessors, der im gleichen Panoramaröntgen paradontale Auflösungserscheinungen gesehen hat.

Zur Absicherung des Istzustandes ließ ich *vergrößerte Farbaufnahmen* meiner Zähne und eine sehr *genaue Zahnbestandszeichnung* erstellen.

2. Der Elektro-Akupunkteur

Ich fuhr weit, und Dr. N. N. untersuchte mich über eine Stunde lang mittels der Elektro-Akupunktur-Maschine nach Voll. Er schrieb mir einen sehr genauen Befund-Bericht. Dr. N. N. hätte die gesamte Amalgamtherapie einschließlich Entgiftung durchgeführt. Kostenaufwand für mich etwa S 150.000,-. Leider hatte ich das Geld nicht zur Verfügung, weil ich Haus baute. Dieser Facharzt schien mir das Problem am umfassendsten anzugehen, sehr engagiert, fachlich fundiert, mit esoterischem Hintergrund.

3. Der Kieferorthopäde

Am 22. Jänner 1991 befragte ich den Zahnarzt und Kieferorthopäden Dr. G. Seine Meinung kurz: Die paradontalen Kieferauflösungserscheinungen kämen von der Zahnfehlstellung. Man muß die Zähne erst regulieren, eventuell Amalgam ausbohren, vorläufig Kunststoffplomben legen, später Goldinlays. Extraktionen? Nein! Dieser Professor sei nicht ernst zu nehmen. Dr. G. verwies mich an einen bekannten Kieferchirurgen, OA Dr. Q in N.

4. Der Kieferchirurg

Am 19. Februar 1991 beriet mich Herr Oberarzt Dr. Q. an einer berühmten Kieferambulanz in N.

Das Phänomen der Schwermetallionen im Kiefer und Quecksilberintoxikationen waren ihm bekannt. Der Oberarzt wollte erst den toxikologischen Befund des Doz. Dr. med. habil. Max Daunderer in München abwarten, und meinte, wenn dieser eine Totalausräumung der Kiefer fordert, dann soll es geschehen. Auf meine Frage nach Extraktionen reagierte der Chirurg eher zurückhaltend.

5. Mein „alter Zahnarzt"

Am 20. Februar 1991 versuchte ich es nochmals bei meinem Behandler, der meine Amalgamplomben, Goldkronen, Porzellanbrücken u. dgl. gelegt hatte. Er wollte vom Ausbohren der Amalgamplomben nichts wissen.

6. Dr. A.

Am 21. Februar 1991 Beratung beim Facharzt Dr. A. Er würde Amalgam ausbohren, Goldinlays und Goldonlays applizieren und fehlende Zähne mit Porzellanbrücken ersetzen. Die Zahneinheit würde etwa S 7.000,- kosten. Bei 16 Zähnen ein beachtlicher Kostenaufwand, der von der Krankenkasse nur zum kleineren Teil abgedeckt würde.

Dr. L.

Am 4. März 1991 kam ich durch Zufall zu einem Amalgamgegner. Dr. L. würde zunächst einen beherdeten oder devitalen mit Amalgam gefüllten Molaren extrahieren und im Labor für Bio-Analytik untersuchen lassen. Ist die Zahnwurzel stark quecksilbervergiftet, dann würde er auch den benachbarten mit Amalgam gefüllten Zahn ziehen und so weiter. Sind die Zahnwurzeln nicht vergiftet, dann würde er Goldeinlagen legen.

Prof. Dr. T.

Meine Anfragen vom 8. Juni 1991 und 18. Juli 1991 um einen Termin für eine „Ordination" blieben ohne Antwort!

DIE ENTSCHEIDUNG

fiel erst nach dem Besuch des berühmten Toxikologen in München, Prof. Dr. Daunderer.

Ich fasse die Empfehlungen von vier Universitätsprofessoren kurz zusammen:

Univ. Prof. Dr. Dr. Birkmayer: „Amalgam ausbohren!" „Ein Zahn ist besser als kein Zahn."
Prof. Dr. T. Till: „Oberkiefer – Totalausräumung"
Univ. Prof. Dr. L. Altmann: „Alt wirst du mit gesunden Zähnen oder ohne Zähne."
Prof. Dr. Daunderer, München: „Stark vergiftete Zähne schrittweise extrahieren, Amalgam ausbohren und ein Langzeitprovisorium einsetzen."

Die Entscheidung fiel mir nicht leicht:

- Zunächst keine Totalausräumung des Oberkiefers. Die Notwendigkeit sollte noch geprüft werden. Meiner Meinung ist eine Prothese auch in fünf Jahren noch möglich.
- *Amalgamplomben ausbohren mit optimaler Absaugung, mit nicht rasanter Turbine* und unter *Kofferdam-Schutz*, alle 14 Tage ein Zahn.
- Versorgung der Zahnlöcher mit lichtgehärteten Composites von der Marke Brillant und Heliolith als nichtmetallisches Langzeitprovisorium für 2 bis 5 Jahre, solange die Entgiftung des gesamten Körpers dauert.
- Keine Implantate!
- Nach der Entgiftung der Organdepots sollte neu entschieden werden, entweder definitive Versorgung mit Gold und Porzellan oder alle Zähne im OK extrahieren und Kunststoff-Prothese als Ersatz. Die Radikallösung also erst nach fünf Jahren.

Randbemerkung: Den Hinweis des Internisten und Toxikologen Prof. Dr. Daunderer wollte ich nicht wahrhaben: „Gesund werden Sie erst, wenn alle Zähne gezogen sind."

Die Befreiung

Ich ging zu dem meinem Wohnort nächstgelegenen Zahnarzt, weil ich lange Autofahrten in die Großstädte meiden wollte, trug meine Wünsche und Bitten mit großer Festigkeit vor, und der gute Dr. M. befreite mich in der Zeit vom 21. Februar bis 4. Juni 1991 von den Amalgamplomben. Als Dank dafür werde ich voraussichtlich auch die teuren Gold- und Porzellanversorgungen bei ihm machen lassen, wenn sie anfallen.

Mit viel Geschick und Fachkenntnis wurde gebohrt und abgesaugt, wurden Schutzunterlagen, Composites gelegt und lichtgehärtet und ein Weisheitszahn 2/8 extrahiert, den ich dann ins Labor einschickte. Der Zahn war hochgradig vergiftet.

Übrigens, arbeitete der Zahnmediziner nur mit rasanter Turbine, die ich vermeiden wollte, und auch der Kofferdam-Schutz wurde mit einer Handbewegung als unwichtig abgetan. Diese mangelnden Schutzmaßnahmen führten zu einer hochsignifikanten Reintoxikation, unter der ich erneut zu leiden hatte.

Trotzdem danke ich dem engagierten Zahnarzt, daß er mich *vom Gift erlöst* hat. Er selbst hat ja beim Ausbohren auch Schwermetalldämpfe abbekommen, die ihm ganz sicher schaden, nicht sofort, aber als Zeitbombe. Und dieses Langzeitprovisorium, neun lichtgehärtete Composite-Dreiflächenfüllungen, Extraktionen, Wurzelbehandlung u. dgl. kosteten insgesamt S 14.236,-. Einen guten Teil refundierte mir die Krankenkasse und Zusatzkrankenkasse, was die Redlichkeit und das finanzielle Augenmaß des Zahnarztes beweist. Dr. M. habe ich schon mehreren Verwandten und Freunden empfohlen.

DER BERÜHMTE GIFTFORSCHER
IN MÜNCHEN

Drei Ärzte empfahlen mir, den Internisten, Toxikologen und erfahrensten Experten in der Amalgamforschung, Prof. Dr. Max Daunderer, zu konsultieren. Auch hatte ich seinen Namen in mehreren medizinwissenschaftlichen Fachbüchern und neuesten Reportagen über „Amalgam – Gift im Mund" im Zusammenhang mit der Amalgamforschung und Amalgamtherapie gelesen.

Auf den Besuch dieses Experten habe ich mich gut vorbereitet.

Am 12. Jänner 1991 Anmeldung:

TOX CENTER e. V.
z. Hd. Herrn Prof. Dr. med. Max Daunderer
Weinstraße 11
8000 München 2

AMALGAMOPFER

Sehr geehrter Herr Professor!

Nach Prof. Dr. Thomas Till bin ich ein Amalgamopfer. 11 Jahre wurde ich mit neurovegetativer Dystonie und neurasthenisch depressivem Syndr., ulcus ventriculi, ulcus duodeni, Refluxoesophagitis und chronischen Erschöpfungszuständen als ein eingebildeter Kranker von Arzt zu Arzt geschickt. Endlich bin ich in richtigen Händen: Prof. Dr. Dr. J. Birkmayer und Herr Ernst Ebm verweisen mich an Sie.

Als Beilage schicke ich Ihnen:
    Krankheitsgeschichte
    Befund v. Labor f. Bio-Analytik, Prof. Birkmayer, Wien
    Befund Prof. Dr. Th. Till, Wien
    Zahnbestandsskizze
    4 Fotos

Sehr geehrter Herr Professor, ich bitte um Ihren Rat und Ihre Hilfe!

1. Sind Sie nach Kenntnis der o. g. Befunde auch der Meinung, daß eine Totalausräumung des Oberkiefers unbedingt notwendig ist?

2. Wenn Oberkieferausräumung nötig: Soll ich von einem Zahnbehandler in N. alle 2 Wochen zwei Zähne auf einmal ziehen lassen oder (unter Narkose) in der Zahnklinik L. alle Zähne auf einmal ziehen lassen. Ich denke auch daran, daß mein Hg-vergifteter Körper als Begleitbehandlung eine giftbezogene medikamentöse Therapie verlangen wird. Die „alten" Schulmediziner ignorieren aber die Hg-Vergiftung.

3. Nach der Zahnsanierung mit Kunststoffplomben oder der Totalausräumung: Welche Therapie schlagen Sie vor? München ist für mich als wieder vollbeschäftigter Lehrer schwierig erreichbar. Haben Sie in Linz, Wels, Salzburg, Wien einen verlängerten Arm, einen Mediziner, der in Ihrem Sinne behandelt?
Oder brauchen Sie mich zur gesicherten Diagnostik einmal in München?

Besten Dank für Ihre Mühe und vorzügliche Hochachtung

Als Termin bekam ich den 4. März 1991 zugeteilt. Für mich eine beschwerliche Zugreise nach München von 6 Uhr früh bis 12 Uhr nachts.

22. 2. 1991: Überweisung des Ganzheitsmediziners

Sehr geehrter Herr Prof. Daunderer!

Ich ersuche höflichst um toxikologische Abklärung auf Schwermetalle und Umweltgifte in den Organdepots meines Pat. Herrn Herbert Felbermayr als Ursache und Zuordnung der neurologischen Störungen und Organbeschwerden.
Diagnose und Therapie erbeten.

Dr. med. N. N.

Sehr genau studierte ich die Bücher von Prof. Daunderer:

„Amalgam – Klinisch-toxikologische Stoffmonographien",
„Dioxine", „Formaldehyd", herausgegeben von Dr. med. Dr. med. habil. Max Daunderer, TOX CENTER e. V., Weinstraße 11, 8000 München 2, Tel. (089) 29 32 32, erschienen 1990, Verlag ecomed.

Nachfolgend einige Zusammenstellungen als Vorbereitung auf den Besuch bei Doz. Dr. Daunderer:
16. 2. 1991: Rückblick und Literatur
18. 2. 1991: Meine Krankengeschichte
14. 2. 1991: Auflistung der Beschwerden.

Rückblick und Literatur

AMALGAMVERGIFTUNG

H. Mackwitz, Dipl.-Chem. univ. und B. Köszegi, Dipl.-Chem. univ. *„Zeitbombe Chemie – Strategien zur Entgiftung unserer Welt"*, Orac

Dr. Siegfried Block, *„Leben ohne Gift"*, Gustav Lübbe Verlag.

Dr. Siegfried Block, „*Die große Chance*", Mosaik Verlag.

Dr. med. H. H. Reckeweg, „*Schweinefleisch und Gesundheit*", Aurelia Verlag.

Ernst Ebm, „*Gift im Mund*", Medizin & Neues Bewußtsein, 1985.

Dr. Sam Ziff/Prof. Dr. Thomas Till, „*Amalgam, Zeitbombe…*", 1985/ 1990, Weltbild Verlag.

T. T. Till, „*Zahnverfall ist vermeidbar*", 1991, Privatdr. d. POZ.

Prof. Dr. M. Daunderer, „*Amalgam*", 1990, ecomed, daraus Zitate:

> „Die chronische Quecksilbervergiftung beginnt schleichend. Frühsymptome sind Appetitlosigkeit und Gewichtsabnahme, *Mattigkeit, Kopfdruck, Gliederschmerzen,* Neigung zu *Durchfällen* und vermehrte Speichelsekretion (Seeger)."

> „Die unspezifischen Allgemeinsymptome können … jahrelang bestehen … *Metallischer Geschmack und brennende Schmerzen im Mund … Halsschmerzen* und … *Speichelfluß* sowie eine lackfarbene *Rötung des Racheneinganges.*
> … *psychische Veränderung mit Stimmungslabilität*, Schreckhaftigkeit, ängstliche Befangenheit, Verlust des Selbstvertrauens, *Beeinträchtigungen der Merkfähigkeit, Depressionen* und Menschenscheu gepaart mit *Reizbarkeit, Aggressivität,* Verlust der Selbstkontrolle und Neigung zu *Wut-Tobsuchtsanfällen* bei den geringsten Anlässen.
> Besonders stark betroffen sind *nervöse Menschen*, die auf Nervengifte besonders stark reagieren …
> In den Anfangsstadien tritt lediglich ein feinschlägiges *Zittern der Finger* …; es verläuft wellenförmig, steigert sich bei Aufregung und ebbt wieder ab.
> In schweren Fällen erfassen die Zitter- und *Schüttelbewegungen* die ganze Körpermuskulatur …
> Häufiger wird ein *asthenisch-vegetatives Syndrom* beobachtet mit Hypertonie …
> In schweren Fällen besteht ein *therapieresistenter Schwindel.*
> Über ein möglicherweise erhöhtes *Krebsrisiko* gibt es kaum Untersuchungen.
> Die Vergiftungserscheinungen resultieren hauptsächlich aus der Zerstörung der Neuronen in Groß- und Kleinhirn.

... psychische und intellektuelle Störungen ...
... gastrointestinale ... und kardiale Symptome (Herzrhythmusstörungen). ... Quecksilberfreisetzung aus Amalgamfüllungen durch *elektrochemische Korrosion* und wies eindringlich auf die resultierende Nervenschädigung hin.
... Die Schwere der neurologischen Symptome wird auch bestimmt durch das Ausmaß der *amalgambedingten Kupferspeicherung ...*"

„Der Quecksilbervergiftete wird *ängstlich* und *menschenscheu,* er imponiert Laien als *psychosomatisch krank,* er begibt sich *nicht spontan in ärztliche Behandlung,* wenn er nicht von außen auf den schwierigen Pathomechanismus und die Behandlungsmöglichkeiten hingewiesen wurde, dies unterstreicht die *Heimtücke dieser Vergiftung.* Die Diagnose der chronischen Quecksilbervergiftung ... Die Anfangssymptome sind uncharakteristisch und gleichen denen einer *Neurasthenie* durch andere Gifte wie Holzgifte (Formaldehyd, PCP u. a.). ...
Beim *asthenisch-vegetativen Syndrom* gilt die Apathie und emotionelle Labilität als typisch für Quecksilber.
Der Erethrismus mercuralis ist abzugrenzen gegen Hysterie und Neurasthenie."

Krankengeschichte

Herbert Felbermayr, geboren am 10. 4. 1940.

1971–73: Kaum krank, nach 14 Jahren das Rauchen aufgegeben, leichte Übelkeit. Tonsillektomie, vorher oftmals im Jahr grippale Infekte.

1979: Erster Schub: Schmerzen an der Schulter, Schlaflosigkeit, Schwindel, inneres Zittern, Erschöpfung, Niedergeschlagenheit, Bauchschmerzen.
Diagnosen: vegetative Dystonie, ulcus duodeni, Gastritis.
Sechs Wochen Krankenstand, Kur.
Medikamente: Lexotanil, Ulsal, Temesta, Microbamat.
Sechs Tage Krankenhaus: Innenohrpunktierung durchs Trommelfell.
Natur-Medikamente: Tees, Säfte, natürliche Ernährung.
Weniger Arbeit, weniger Überstunden. Gesundheitlicher und beruflicher Abbau beginnt.

1984: Zweiter Schub: Beschwerden: Brennen im Magen bis zur Zungenspitze, rheumatische Beschwerden in der Schulter, Schlaflosigkeit, Übelkeit, Schwindel, Erschöpfung, Depressionen, bitterer Geschmack und Brennen im Mund monatelang; Gefühl im Mund, als würde ich immer eine Riesenbatterie kosten. (wie man eine Flachbatterie mit der Zunge nach Strom abtastet.)
Diagnosen: Neurasthen. depr. Syndrom und Refluxoesophagitis, 2. Stadium.
Sechs Wochen Krankenhausaufenthalt, mit vier Temesta täglich ungeheilt entlassen. Halbe Lehrverpflichtung als Lehrer ein halbes Jahr lang.
Medikamente: Gamonil, Esucos, Tolvon, Prepulsid, Stelabid mite, Demetes ...
Neuerliche Ernährungsumstellung, psychologische Betreuung, Analyse, Gesprächstherapie, autogenes Training, Meditation, Psycho-Techniken; voll dienstfähig wieder nach einem Jahr.

1989: Dritter Schub: Beschwerden: heftiges Brennen in Magen und Speiseröhre bis zur Zunge und den Ohren, Schlaflosigkeit, totale Erschöpfung, Schweißausbrüche ohne Anstrengung, Schwindel, leichte Übelkeit; schleppte mich die Stiegen hoch, als würde ich einen Zementsack tragen; erschöpft, Entspannung kaum möglich (auch nicht während des Liegens), innere Unruhe, Herzjagen monatelang (110 Puls in Ruhe), Herz klopfte bis zum Hals, wochenlanges Herzstechen, Schüttelfröste ohne Hintergrund, Kribbeln am Kopf wie von hundert Ameisen, ...
Diagnosen: Internist: Gastritis, Refluxoesophagitis Stad. 2; Hausarzt: vegetative Dystonie; Neurologe: Neurasthen. Depr. Syndrom; Urologe: Sphinktersklerose des Blasenhalses; Amtsarzt: Psychosomatisches Erschöpfungssyndrom. Neue Beschwerden waren: Ohrekzem (3–4mal jährlich Ausspülen der Gehörgänge notwendig), Ekzem zwischen den Zehen, wochenlanger Durchfall sine causa, Blähungen, praller Bauch monatelang, Knacken im Kiefergelenk beim Kauen, chronische Flatulenz, lähmende Müdigkeit, Kreuzschmerzen, Vergeßlichkeit, Konzentrationsschwäche.
Medikamente: Gamonil, Tolvon, Zantac, Demetes, Prepulsid, Stelabid, Neutronorm, Anxiolith, Valium, Gaviscon, Gelusil-Lac, Riopan. 6 Monate eine halbe dann dreiviertel Lehrverpflichtung.

Naturheilmittel: homöopath. Medikamente, Mittel der Hildegard-Medizin, Ernährungsumstellung (Trennkost, Hildegardkost), Psychotechniken von Autosuggestion bis Psycho-Yoga, Psychotherapie, Heilungsdienst der charismatischen Bewegung, ...

Wieder voll im Dienst seit 10. 9. 1990
Beschwerden zur Zeit: Schlafprobleme, Schwindel, Übelkeit, nervlich nicht belastbar, manchmal tut mir jeder Hammerschlag im Werkunterricht körperlich weh, nach vier bis fünf Stunden Unterricht erschöpft, es brennt hie und da herauf, im Mund immer bitterer, scharfer, starker Geschmack (außer beim Essen).

Medikamente zur Zeit: 60 mg Tolvon, 300 mg Zantac (die achte Schachtel seit Jänner 1990 – vorher 14 Schachteln Neutronorm), manchmal Demetes.

1978 war ich noch ein erfolgreicher, zukunftsorientierter Pädagoge mit guten Aussichten auf gehobene Posten im Schuldienst, in der pädagogischen Akademie, in der Erwachsenenbildung und in der Kulturarbeit der OÖ. Landesregierung. Schwungvoll, fleißig, zielstrebig, geachtet und erfolgsversprechend. Seit 1979 gesundheitlicher Niedergang. Seit 1979 suchte ich 22 Ärzte der Schulmedizin, Fachärzte und Primarii, vier Ärzte mit Naturheilverfahren und Homöopathie, 5 Heilpraktiker, 5 Zahnärzte, einen Dentisten, mehrere Masseure und vier Psychologen der Schulmedizin auf. Seit 1979 schluckte ich ca. 13.000 chemische Tabletten (homöopathische Mittel, Tees und natürliche Präparate nicht mit eingerechnet).

Heute erinnere ich mich, daß sich mein gegenwärtiger Zustand vergleichen läßt mit einem *Kater*, nachdem man eine Nacht durchgedreht hat, mit zuviel geschwefeltem Wein, Nikotingenuß und Schlafmangel: Leicht übel, schwindlig, erschöpft, unkonzentriert, nicht ansprechbar und grantig. Genauso fühle ich mich, obwohl ich nicht rauche und keinen Tropfen Alkohol trinke.

7. 12. 1990: Quecksilbervergiftung (laut Befund) durch Amalgam.

Ich habe zehn (!) *großflächige Amalgamplomben im Mund* (früher 14). Alle Zähne sind nach schulmedizinischen Aspekten saniert. Alle Kieferquadranten – Panoramaröntgen ohne Befund. In den letzten drei Jahren zwei beherdete Zähne extrahiert. Halbjährlich Kontrolle bei einem erfahrenen Zahnbehandler.

Auflistung der Beschwerden,

die nach 1972, 1979, 1984 und 1989–91 epochal sich einschleichend und wieder nachlassend auftraten:

Allgemeinzustand

Leichtere und schwere Schlafstörungen bis zur totalen Schlaflosigkeit, Einschlaf- sowie Durchschlafstörungen.
Ständige Ermüdung ohne Anstrengung, Schlappheit, Schwächegefühl, Muskelschwäche (Wanderungen), Zustand, als würde ich ständig eine schwere Last mit herum schleppen, manchmal totale Erschöpfung bis zur Arbeitsunfähigkeit.
Dauernder Zustand „Kater", als hätte ich eine Nacht lang zu viel geraucht und zu viel geschwefelten Wein getrunken, und dies bei völliger Abstinenz.
Entspannung auch in Ruhe nicht möglich, innere Unruhe, überdreht, inneres Zittern, inneres Frösteln trotz warmer Kleidung, leichtere und schwere Schüttelfröste ohne Grund, fahle Gesichtsfarbe, farblose bis bläuliche Lippen, kalte, feuchte Haut an Händen und Füßen, Kribbeln an Händen und Füßen bei Kälte, ständig leichten Schwindel, zeitweilig stark, ständig leichte Übelkeit, manchmal stark, Schweißausbrüche ohne Anstrengungen, Gewichtsschwankungen, Wetterfühligkeit.

Immunsystem

1984: Dr. A. B.: die Magen-Veranlagung sei „carcinogen".
1985: Dr. G. H.: die Beschwerden deuten auf eine Praekanzerose (= Krebs-Vorkrankheit).
1991: Dr. R. B.: Meridianwerte von Milz/Pankreas, Magen, Leber, Gelenksdegeneration und Haut seien schwer angegriffen.

Nervliche und psychische Störungen

Allgemeine Nervosität, Zittern beim Zeichnen, Gedächtnisstörungen, Lernschwäche, Vergeßlichkeit, Merkfähigkeit reduziert, Konzentrationsschwäche, black out beim Vortragen von Reden, Aussprache manchmal verwaschen, Abnahme der allgemeinen geistigen Fähigkeiten (Gedichtlernen wird zur Schwerarbeit), Reaktionen verlangsamt, ständig in Hetze ohne echte Eile zu haben, Niedergeschlagenheit, Gemütsdruck, Depressionen (im Tief antriebslos, energielos, hoffnungslos, ziellos, Suizidgefahr), Angst vor Neuem, allgemein ängstlich, menschenscheu, mangelndes Selbstvertrauen, Schreckhaftigkeit, Unentschlossenheit, schüchtern, Zittern (verstärkt bei Intention), mangelnde Selbstbeherrschung, leicht zornig, Wutanfälle, allgemeine Stimmungslabilität, Reizbarkeit, ständig überreizt, Aufbrausen, Gegenteil von ruhig, gelassen, heiter und frei, Alpträume (2–3mal wöchentlich), Weinkrämpfe, Gefühl, hinter einer Mattscheibe zu leben.

Kopf: es kribbelt wie von 100 Ameisen, Gesichtszuckungen, Elektrosensibilität, dumpfes Gefühl in Kopf und Nacken, Gefühlsstörungen in den Zehen.

Diagnosen der Schulmediziner: larvierte Depressionen, neurasthen. depr. Syndrom, Neurasthenie, neurot. Symptome, vegetative Dystonie, psychische Störungen ...

Mund – Hals – Ohren

1972: Tonsillektomie nach hartnäckigen Halsentzündungen mit Eiterungen, 1973 Rauchen aufgehört wegen einschleichender Unverträglichkeit, Mund- und Zungenbrennen, Metallgeschmack im Mund, bitterer, scharfer Geschmack am weichen Gaumen, an den Zungenrändern bis zu den Lippen und hin zu den Ohren, grauslicher (zeitw. fäkaler) Mundgeschmack nach dem Aufwachen und trotz Mundhygiene, pelziger Mund nach dem Aufwachen, Rachen kratzig, hartnäckige Hustenreize, kratzender Husten, brennendes Gefühl in Mund und Rachen, die Rachenentzündungen ohne Verkühlung und ohne zu Rauchen sind auch nach der Tonsillektomie nicht verschwunden, hartnäckiger Schnupfen, erhöhter Speichelfluß ohne ans Essen zu denken, Schleimhautreizungen in den Nasenhöhlen, Ziehen in der Kiefergegend, Krachen und Knacken im Kiefergelenk ohne beachtliche Schmerzen, paradontale Kieferauflösungserscheinungen, ein Brocken-steckt-im-Hals-Gefühl, 1979 Innenohrpunktierung, seit 12 Jahren Gehörgangsekzem, oft Nasenkatarrh, Mund-Rachen-Magenschmerzen.

Herzgegend

Seit 1961 zeitweiliges Stechen monatelang, Druck in linker Brusthälfte, halbjahrelang hoher Puls auch in Ruhe, während ich nachmittags ruhe 110 Puls, das Herz klopft bis zum Halse, Herzjagen, Stolperpuls (als wollte es ansetzen zum Stehenbleiben), Herzrhythmusstörungen, auch Pulsverlangsamung (vor dem Niedergang 1989), Herz-

Kreislauflabilität, in den letzten 5 Jahren 4mal Kreislauf-Kollaps, einmal davon (Mai 1990) sitzend umgefallen und minutenlang bewußtlos, periphere Durchblutungsstörungen, allgemein niederer Blutdruck, Blutarmut.

Bauch

Manchmal Bauchkrämpfe, allgemeine Bauchschmerzen, Schleimhautreizungen im Magen-Darm-Kanal, Brennen, Druck, Entzündungen, Gastritis, Zwölffingerdarm, Refluxoesophagitis, ulcus duodeni, Druck und praller Bauch, als wäre er aufgeblasen, Blähungen, Flatulenz, egal was ich esse, Durchfälle ohne Ursache, oft ein halbes Jahr lang, dann wieder Verstopfung (bei Diäten?), Hämorrhoidalbeschwerden, Reizungen, Jucken, halbjahrelang, Blutungen, verschwinden wieder, ein Kommen und Gehen.

Blase

Brennen beim Urinieren seit 10 Jahren, Sphinktersklerose?

Schmerzen überall

Schmerzen im Nacken- und Schulterbereich, Kreuzschmerzen seit 30 Jahren, o. B., „rheumatische" Schmerzen in der Schulter, im Hüftgelenk, in der Ischiasgegend, Ziehen im Kiefergelenk, Gesichtsneuralgie – keine großen Schmerzen, aber lästige Beschwerden.

Haut

Ekzem zwischen den Zehen (seit 20 Jahren), manchmal Ausschlag am Gesäß, kommt und geht, fahle Gesichtsfarbe, Goldring verursacht am Finger schwarze Hautverfärbung, wenn ich manuell arbeite.

Augen

Kurzsichtigkeit, Brillenträger seit 35 Jahren.

Gesundenuntersuchungsbefund

9. 8. 1990   Cholesterin 191,   HDL-Chol. 47 mg,   sonst o.B.

mehrmalige grundlegende Ernährungsumstellungen
von 1979 bis 1990.

Radiästheten weisen mit der Wünschelrute Sensibilität gegenüber Erdstrahlen, Wasseradern und elektrischen Leitungen nach.

Heilmagnetiseure spüren in mir starke Störungen.

Beim Toxikologen in München

4. 3. 1991: Ordination bei Doz. Dr. med. habil. Max Daunderer, Internist und Toxikologe in München.

Beratungsergebnisse:

- Röntgenologisch finden sich *typische Schwermetalldepots.*
- Lt. Laborbefund liegt vor: *chron. Mikromercurialismus und Zinn-Silber-Intoxikation* Stad. 3 (4-teilige Skala).
- Alles *Amalgam muß (schrittweise) e i l i g s t* heraus!
- Nichtmetallisches *Langzeitprovisorium* für 3–5 Jahre, *Pat.Info 3.*
- In der Zwischenzeit: *Entgiftung* mit Zink, Selen oder homöopathischen Potenzen und Gegengift *(DMPS)-Spritzen.*
- Bevor ein bleibender Zahnersatz (Keramik, Gold) appliziert wird, unbedingt neues *Panoramaröntgen. Es zeigt, ob die Entzündungen um den ehemaligen Amalgamzahn zurückgebildet sind, oder eine Extraktion erfolgen muß. (Pat.Info 3).*
- Wahrscheinlich hohe Wurzeldepots (Kontamination der Wurzel und Ostitis).
- *Häufig ist der ehemals amalgamgefüllte Zahn so stark im Wurzelbereich geschädigt, daß eine Erhaltung nicht mehr möglich ist. (Pat. Info 3).*

Er schickte mich zum Zahnarzt Dr. J. L., München: Laut Röntgen: Li. unten: Amalgamrest operieren, 8er genaueres Rö., ob erhaltungswürdig.

rechts unten: 4 ex oder Wurzelbehandlung
7 ebenso; unten: Teilprothese Kunststoff und Chrom-Kobalt-Legierung.
Oberkiefer re.: 5 ex, Rest lassen; extrahierten 5er im Labor untersuchen lassen, wenn Depots von Hg, Sn, dann den nächsten Zahn opfern usw., wenn keine hohen Giftdepots in den Wurzeln, dann Zähne lassen.
oben li.: 2 ex, 8 ex, Zähne im Labor prüfen, ob Depots, weitere Zähne später entscheiden.

Im TOX CENTER des Dr. Daunderer erhielt ich schon im Vorzimmer folgende Patienteninformationsblätter:

Amalgamtests   Amalgamsanierung
Amalgamtherapie   Hinweis auf den Fernsehfilm „Gift im Mund"

Amalgamtests

Indikation: Nerven-, Immun- und andere Organschäden bei Amalgam.

Symptome: Je nach Zubereitung gegenseitige Wirkungsverstärkung:

Quecksilber: Antriebslosigkeit wechselnd mit Gereiztheit, Kopf-
(Hg) schmerzen, Magen-Darm-Beschwerden, Schwindel, Zittern, Gedächtnisstörungen, Schlafstörungen, Muskelschwäche, Rückenschmerzen, Allergie, Nervosität, Depression, Ataxie, Lähmungen, Pelzigkeit, Hör- und Sehstörungen, Infektanfälligkeit, Herzrhythmusstörungen, Anämie.

Zinn: zunehmende Schwäche, Antriebslosigkeit, Neuralgien,
(Sn) Schmerzempfindlichkeit, Lähmungen, auf- und abschwellende Schmerzen im Magen-Darm-Trakt, Kopfschmerzen, Heiserkeit, Husten, Kälte- und Wetterempfindlichkeit, Blässe, Sehstörungen (organisches Zinn ist höchstgiftig!).

Silber: Angst, Vergeßlichkeit, Denkstörungen, Kopfschmer-
(Ag) zen, Schwindel, Mühe sich zu belasten, geistige Schwäche, Muskel-Bänder und Gelenkschwäche, Knorpelschwellung, Rückenschmerzen, Rheumatismus.

Kupfer: klon. Krämpfe, Koliken, Sehstörungen, Atembeschwer-
(Cu) den, Pelzigkeit (Parästhesien), starkes Zittern, Schwäche, Verstopfung, Zähneknirschen, Allergie, Leberschädigung.

I. Kaugummi-Test

Indikation: Zur Abklärung der Giftfreisetzung aus Amalgamfüllungen über die ständige Abgabe in den Speichel (Speichel I) bzw. zusätzlich durch den Abrieb durch Kauen (Speichel II).

Durchführung:
Speichel I: Gefäß voll (5 ml ohne Schaum) sammeln.
Speichel II: Wenn mindestens 2 Std. vorher nichts gekaut wurde: intensiv mahlend zwischen den Amalgamfüllungen

Kaugummi kauen und *von Anfang* an Speichel sammeln (ca. 5–10 Min. lang) bis 2. Gefäß ebenfalls voll ist.

Labor: Speichel I: Hg, Sn, Ag, Cu
Speichel II: Hg, Sn, Ag, Cu

Auswertung: Die Amalgamfüllungen sind giftig, wenn im Speichel I der Grenzwert überschritten ist und wenn im Speichel II um 5 ug/l höhere Werte als im Speichel I durch den Abrieb gemessen werden. Schwerste Vergiftungen findet man bei einer Differenz über 100 ug/l Hg! Im Vergleich dazu findet man die *akute* Giftbelastung im Urin I (s. u.).

II. DMPS-Test:

Indikation: Zur Erkennung und Behandlung von uralten Giftspeichern in den Organen. Bei schweren Nerven- oder Immunschäden sollte vor der Amalgamsanierung, bei leichteren Schäden nach der Amalgamentfernung die Speicherung in den Organdepots mit einem Gegengift behandelt und zugleich die Ausscheidung im Urin gemessen werden. Der Test ist ungefährlich und wird bei den entsprechenden Symptomen von allen Krankenkassen bezahlt, da hierdurch eine wesentliche Besserung oder Heilung einer chronischen Vergiftung möglich ist. Er kann auch zur Erkennung von Umweltgiften wie Blei und Cadmium erweitert werden.

Der Test sollte vor der Sanierung durchgeführt werden bei: AIDS, generalisierte Allergie, Amyotrophe Lateralsklerose, Teil-Erblindung bzw. Ertaubung, Herzrhythmusstörung, Malignes Melanom, Multiple Sklerose (auch untypische), Sensibilitätsstörungen, hoher Wert im Kaugummitest (Hg > 100, Sn >30 ug/l).

Nach der Sanierung bei: Allergien, Antriebslosigkeit, Asthma, Bauchschmerzen, Colitis ulcerosa, Ekzem, Gastritis, Infektanfälligkeit, Ischialgie, Krebs, Kopfschmerzen, Morb. Alzheimer, M. Crohn, Muskelschwäche, Neuritis, T-Helferzell-Depression, Trigeminusneuralgie, Unfruchtbarkeit.

Durchführung:

Urin I:	Nachdem man ausreichend viel Wasser getrunken hat, Gefäß mit Urin füllen. DMPS-Spritze: (Fa. Heyl, Tel.: 030/8176052). Dosierung: 3 mg/kg (z. B. 1 Amp. Dimaval) langsam intravenös.
Urin II:	Nach 45 Minuten Urin in zweites Gefäß abfüllen.

Vorsichtsmaßnahmen:

1. Nicht bei einem akuten Virusinfekt, da dieser durch die Zinkausscheidung evtl. verlängert wird.
2. Zwei Tage keinen Alkohol (Bier) trinken, da dieser eine Müdigkeit verstärken kann.
3. Wiederholung nur in großen Intervallen, z. B. alle 6–12 Wochen.

Nebenwirkung:

Extrem seltene allergische Hauterscheinungen klingen ohne Maßnahmen ohne Folgen ab. Hyperventilationstetanie bei Spritzen durch Ablenkung und oberflächliche Atmung verhindern Müdigkeit.

Labor:

Urin I:	Hg, Sn, Zn, Se (besser im EDTA-Blut)
Urin II:	Hg, Cu, Sn (Pb, Cd), jeweils auch in ug/g Kreatinin.

Auswertung:

Hg

Verg.stufen	0	I	II	III	IV
Urin I	4	>4	>4	>4	>4
Urin II	20	50	−100	−500	>500
Speichel I	0	2,7	10	25	50
Speichel II	0	5	25	50	>100

	Sn	Ag	Cu	Zn
Verg.stufen	0	0	0	0
Urin I	1	1	50	>140
Urin II	2,5	1	500	−
Speichel I	1	1	25	−
Speichel II	1	1	25	−

III. DMSA-Test bei Kindern:

10 mg/kg DMSA als Kapsel (Apotheke T. 089/220069) nüchtern schlucken lassen, 30 Minuten nur Tee trinken, erst dann wieder essen, für einen geregelten Stuhlgang sorgen.

IV. Stuhltest:

Den 3. Stuhlgang nach Schlucken von DMPS-/DMSA-Kapseln ins Labor schicken: auf organisches Hg untersuchen.

Auswertung: Der Stuhl darf kein organisches Quecksilber enthalten, Hg bis 2 ug/kg.

V. Wurzeldepot:

Ehemals amalgamgefüllte Zähne weisen nach dem Ziehen je nach Qualität des Verlegens und der Liegedauer extrem hohe Depots an allen Amalgambestandteilen (Hg, Sn, Ag) in der Wurzelhaut auf.

Ebenso findet man in (Hirn-Schilddrüsen) Tumoren oder getrübten Augenlinsen diese Amalgamdepots.

Konsequenzen: Bei einer nachgewiesenen Amalgamvergiftung mit Symptomen, Nachweis des Abriebs im Mund und Nachweis des dadurch entstandenen Schwermetalldepots im Körper muß Amalgam eiligst entfernt werden, sich eine Entgiftung anschließen und für die Dauer der Entgiftung ein Langzeitprovisorium eingesetzt werden.

Amalgamtherapie

Solange die Schwermetall-Giftwirkung anhält, bringt eine medikamentöse Therapie mit Zink, Selen oder homöopathischen Potenzen der Schwermetalle außer einem kurzen subjektiven Effekt langfristig weder eine Besserung noch eine meßtechnisch feststellbare Erhöhung der Giftausscheidung aus dem Gehirn. Bei mit (Elektro-) Akupunktur vordiagnostizierten Patienten stimmte die Diagnose unbehandelter Patienten fast nie mit der toxikologischen Diagnostik überein.

Voraussetzung:

Nach einem positiven DMPS-Spritzen-Test bei Erwachsenen oder DMSA-Kapsel-Stuhl-Test bei Kindern muß sich unbedingt eiligst die Amalgamsanierung anschließen.

Die in Weichteilen gespeicherten giftigen Metalle werden dann mit DMSA-Kapseln mobilisiert, fehlende Spurenelemente substituiert und zum Therapieabschluß noch ein DMPS/DMSA-Test durchgeführt.

Während DMPS viel Quecksilber und Zinn aus den Nieren holt, entgiftet DMSA ingesamt weniger, jedoch prozentual mehr aus dem Gehirn.

Bei weiterbestehenden Beschwerden sollte nach einer Ausscheidung von organischem Quecksilber im Urin geforscht werden, um sowohl ein Depot als auch eine Stoffwechselanomalie auszuschließen, bei der nach i.v.-DMPS-Gabe Quecksilber nur über den Stuhl ausgeschieden wird. In diesen Fällen ist mit erheblichen lokalen (Colitis) und Nervenschäden (Depression, Psychose) trotz niedriger Urinauscheidung zu rechnen.

Während der Therapiedauer sollte wegen der Allergieneigung kein bleibender Zahnersatz eingesetzt werden und Zähne über Schwermetalldepots im Kiefer (Panoramaaufnahme) aus toxikologischen Gründen extrahiert (und ihre Wurzel auf Hg, Sn, Ag und Cu untersucht) werden.

DMSA

DMSA hat ein Viertel der Toxizität von DMPS, es scheidet als Kapsel Quecksilber zu 70 % über den Stuhl aus, als i.v. Gabe (in 5 % Natriumkarbonat in 5 ml) zu 82 % über den Urin. DMSA entgiftet das Gehirn etwa 4mal stärker als DMPS. Es führt auch bei der Dauertherapie fast nie zu Hautallergien.

Dosierung:
3 mg/kg, d.h. 1 Kaps. à 200 mg pro Woche (Kinder alle 14 Tage) können in Stufe I und II, in Stufe III und IV wöchentlich zweimal auf nüchternen Magen gegeben werden. (Maximal 10 mg/kg).
Lieferant: Fa. Fluka Telefon: 07 31/70 1 11, Best.Nr. 38 492 oder Telefon: 089/51 49 40.
Kapseln: Storchen-Apotheke, Telefon: 089/22 00 69 (rezeptfrei, Kapseln à 200 mg).

Therapiedauer:
Die Therapiedauer richtet sich nach der *Höhe des Depots und der Schwere der Vergiftungssymptome.* Die Antidote DMPS und DMSA

wirken nur im Blut, das nach der Entgiftung einen Sog auf die Speicher in den Organen ausübt; sie dürfen daher nur in großen Intervallen verabreicht werden. Wenn man sich nicht im Einzelfalle nach dem Wiederkehren der Leitsymptome (z. B. Zittern, Schwindel, Kopfschmerzen o. ä.) für die erneute Therapie richten möchte, hält man sich an folgendes Schema:

Grad	Hg nach DMPS i. v. (ug/g K Urin)	DMSA b. Kindern (ug/kg Stuhl)	Therapiedauer
I	−50	−5	$^1/_2$ Jahr
II	−100	−50	1 Jahr
III	−500	−100	2 Jahre
IV	>500	>100	> 5 Jahre

PATIENTENINFO

Amalgam führt nach einer unbestimmten Zeit je nach Vorschäden zu Immunschäden und Nervenschäden. Wenn irgendmöglich sollte sich jeder noch vor Auftreten dieser Schäden *alle Amalgamfüllungen so schnell wie möglich entfernen lassen.* Toxikologische Meßergebnisse sind nur für diejenigen wichtig, die diese Zusammenhänge noch nicht verstehen oder für diejenigen, die wegen gifttypischer Organschäden eine Entgiftungstherapie durchführen ließen, um dabei zu erfahren, ob und wann eine erneute Therapie erforderlich ist.

Der Kaugummitest wird nur in den Fällen durchgeführt, in denen ein antiquierter Zahnarzt noch an die Mär glaubt, *daß Quecksilber und Zinn nicht linear* gemäß der Anzahl und Größe der Amalgamfüllungen freigesetzt und im Nervensystem gespeichert werden; die Höhe des Abriebs beim Kauen korreliert zudem streng mit dem Ausmaß der Organschäden.

Alternativen zum Amalgam gibt es sehr viele. Letztendlich hängt es im wesentlichen von der Erfahrung Ihres Zahnarztes ab, welches Material in welcher Situation eingesetzt wird. Außerdem ist bei den Pflichtkrankenkassen je nach Begründung des Zahnarztes ein mehr oder minder großer Eigenanteil bei großen Mahlzähnen zu entrichten.

Derzeit kennen die meisten Krankenkassen den Unterschied zwischen einer Vergiftung und einer Allergie noch nicht. Sie wissen nicht, daß eine Vergiftung mit wesentlich schweren Krankheitserscheinungen einhergeht als eine Allergie. Organschäden durch eine Vergiftung können bei Fortbestehen der Vergiftungsursache zu irreversiblen Schäden führen, wohingegen dies bei einer Allergie meist nicht der Fall ist.

Ein korrekter *Amalgam-Allergietest* muß umfassen: anorganische und *organische* Salze von Quecksilber, Zinn, Silber und Kupfer, eventuell auch Nickel und Cadmium, die früher im Amalgam enthalten waren. Eine Vergiftung ist häufig mit einer Allergie kombiniert. *Auf jeden Fall sollte bei Patienten mit Immunschädigung nach Amalgam jedes teuere Material vorher auf die individuelle Verträglichkeit getestet werden.*

Selensubstitution

Vor Applikation von Antidoten wie DMPS oder DMSA empfiehlt sich *bei Selenmangel* die Substitution von Selen (z. B. Selenase p.o.tgl 1 Trinkampulle à 100 ug), da danach eine größere Ausscheidung durch DMPS erreicht wird. Bei schweren Vergiftungen müßte Selen entsprechend den hohen Schwermetalldepots in extrem hohen Mengen zugeführt werden, um die Umgiftung in Quecksilberselenid zu erreichen. Dies verbietet jedoch die hohe Toxizität von Selen. Als alleinige Substitution kann bei stärkeren Vergiftungen eine Selensubstitution jedoch gefährlich sein, da Selen bei einer chronischen Quecksilbervergiftung die Ausscheidung von Quecksilber über die Nieren hemmt und zu Zink zudem antagonistisch wirkt. Über das weitere Schicksal von Quecksilberselenid im Gehirn ist nichts bekannt. Außer einer Prophylaxe kommt daher Selen nur im Rahmen einer konsequenten Antidottherapie in Frage.

Im Rahmen der Antidottherapie kommt es nach Selengabe durchaus zu einer deutlichen klinischen Verbesserung, die jedoch nur anhält, wenn eine Entgiftung mit Antidoten angeschlossen wird und zugleich Zink substituiert wird. Eine Selenvergiftung wird mit hochdosierten (intravenösen) Gaben von Zink (Zink Aspartat) und Eiweißzufuhr behandelt.

Zinksubstitution

Unter Zinksubstitution kommt es einerseits zu einer langsam sich steigernden Ausscheidung des extrazellulären Quecksilbers, zu einer Reduktion des Kupferdepots, zu einer massiven Ausscheidung von Cadmium, sowie andererseits zu einer Behebung der konsekutiven Zinkmangelerscheinungen wie Infektanfälligkeit, Haarausfall, Infertilität u. a. Vor einer längeren (meist 6–12 Monate dauernden) Zinksubstitution sollte stets eine Zinküberbelastung (Anlieger von Hütten, Zink-Wasserleitung) ausgeschlossen werden und wegen des Antagonismus ebenfalls Zink bestimmt werden.

Die sicherste Zinksubstitution geschieht intravenös, oral sollte sie stets auf nüchternen Magen durchgeführt werden, da Eiweiß aus der Nahrung zu unlöslichen Komplexen führt. Die höchste Zink-Resorption geschieht mit Zink-Aspartat (Unizink^R).

An der Konzentration der in den Depots befindlichen Schwermetalldepots ändert sich auch durch eine langjährige hochdosierte Zinksubstitution bei Amalgamvergifteten nichts.

Kasuistik:
Einem renomierten Wiener Patienten (Ernst Ebm: Gift im Mund) wurden 8 Jahre zuvor wegen schwerster Lumbalgien 21 Amalgamzähne extrahiert, daraufhin wurde er von Perger mit hochdosiert Zink, Selen, Vitamin B 1 u. a. substituiert. Die Hg-Ausscheidung im Urin stieg darauf von 0 auf 5500 ug/l im Urin an, um nach 9 Monaten langsam wieder auf 0 abzusinken. Die Beschwerden besserten sich deutlich. Die eigentliche Wende trat jedoch erst nach einer DMPS-Injektion im vorigen Jahr auf, die Urinausscheidung betrug hier 22530 ug/l im 24-Stunden-Urin.

Amalgamsanierung

Während neue Karieslöcher heute in der Regel mit Gold- oder Keramikinlays gefüllt werden, bzw. in Milchzähnen oder auch bei finanziellen Engpässen lichtgehärtete Kunststoffe von besonders erfahrenen Zahnärzten eingesetzt werden können, bereiten ehemals amalgamgefüllte Zähne erhebliche Schwierigkeiten.

Amalgamentfernung:

Vor der Entfernung muß bei gefährlichen neurologischen Komplikationen wie Seh- oder Hörstörungen bzw. Lähmungen ein DMPS-Test (Dimaval) zur Teilentfernung der Gifte durchgeführt werden. Als Hinweis gelten hohe Abriebwerte im Kaugummitest. In diesen Fällen sollten die Füllungen unter speziellen Vorsorgemaßnahmen (Kofferdamm, keine schnelle Turbine, ständiges Absaugen) entfernt werden, was jedoch nur bei Privatpatienten honoriert werden kann. Nur dann bedeutet die Amalgamentfernung keine wesentliche Giftaufnahme mit Verschlechterung der Vergiftungssymptome.

Knochennekrose:

Übliche Amalgamfüllungen ohne Unterfüllungen führen zu einer Kontamination der Wurzel und des darunterliegenden Periosts mit einer Ostitis des Kieferknochens, die im Röntgenbild in einer weichen Panoramaaufnahme diagnostiziert werden kann.

Während die Entzündung an der Wurzel schwer erkennbar ist (weiche, abgerundete Spitze), ist die Veränderung im Knochen, die etwa 1 cm von der Spitze abgesetzt ist, gut zu erkennen.

Distal sind anfangs dichte wolkige Verschattungen, die proximal zur Wurzel hin in homogene dunkle Verschattungen übergehen. Unter wiederholter DMPS-Therapie verbessern sich diese oft. Operativ entfernt handelt es sich um diffuse, bindegewebige, fettige, atrophische Knochenumwandlungszonen mit einem hohen Schwermetallanteil (Quecksilber, Zinn, Silber und Kupfer); es ist kein klassisches Granulom. Bei großen Knochenveränderungen sollte bis zur vollständigen Entgiftung kein weiteres Metall in den Mund eingesetzt werden, da hierbei sehr häufig Unverträglichkeitsreaktionen auftreten.

Alternativen:

Bei schweren Vergiftungen sollte unbedingt nach der Amalgamsanierung ein Langzeitprovisorium, z. B. in Form von lichtgehärteten Kunststoffen eingesetzt werden (Adaptic, Coltine, Estilux, Ful Fil, Heliomolar, Herculite, Occlusin, P 30) oder von Glasionomerzement, Steinzement oder Zinkporzellanen.

Die sehr schwierige Verarbeitung mit Unterfüllung von Calciumhydroxid und darauf Zahnzement und darauf die, in mehreren Schritten mit Licht gehärteten, Kunststofffüllungen verlangen vom Zahnarzt neben notwendiger täglicher Routine einen ungeheuren Zeitaufwand. Die Honorierung ist die gleiche wie bei einer Amalgamfüllung. Während noch die schlampigste Amalgamfüllung jahrzehntelang halten kann, fallen fehlerhafte Kunststofffüllungen vorzeitig heraus, bzw. fördern die Karies.

Nach abgeschlossener Entgiftung von Amalgammetallen – der größte Teil bleibt dennoch im Nervensystem gespeichert, und führt auch zu langanhaltenden Schäden im Immunsystem – kann ein bleibender Zahnersatz in Form von Keramikinlays oder hochkarätige Goldversorgung erfolgen. *Eine Panoramaaufnahme zeigt, ob die Entzündungen um den ehemaligen Amalgamzahn zurückgebildet sind, oder eine Extraktion erfolgen muß.*

Schutz des Zahnarztes:

Da der Zahnarzt und sein Personal im Sektionsgut eine mindestens 20fache Quecksilberbelastung des Gehirns aufweist im Vergleich zu Amalgamträgern, muß er beim Herausbohren alter Amalgamfüllungen beachten:

– Keine schnelle Turbine verwenden, die viel Quecksilberdampf freisetzt.
– Gummihandschuhe für den Zahnarzt und die Helferin zur Verhinderung der Quecksilberaufnahme über die Haut.
– Gesichtsschutz-Schild für den Zahnarzt und die Helferin zur Verhinderung der Quecksilberdampfeinatmung.
– Großlumige Gasabsaugung aus dem Mund des Patienten mit der Mündung zum Fenster und
– ständige Lüftung im Bereich des Behandlungsstuhls zur Reduzierung der Quecksilberdampfkonzentration.

Amalgamentsorgung:

Das herausgebohrte Amalgam darf als Sondermüll nur in Form eines Wertpaketes mit der Post versandt werden. Aus dem Spülbecken der Behandlungseinheit muß es mit einem besonderen Amalgamabscheider zu 95 % vor dem Wegspülen ins Abwasser wiedergewonnen werden, da es sonst nach Ansicht des Bundesgesundheitsamtes den Klärschlamm so stark mit Quecksilber (und Zinn + Silber) belastet, daß dieser nicht mehr auf Felder aufgebracht werden kann.

Aus Rentengründen sollten Zahnärzte und langjährige Zahnarzthelferinnen testamentarisch eine Untersuchung des Gehirns auf Quecksilber, Zinn und Silber erbitten.

Auch in Kieferknochen ehemaliger Amalgamträger sollten diese Untersuchungen durchgeführt werden.

Resümée:

Kassenübliche Alternativen gab es schon immer, nur war die Rendite dabei deutlich niedriger. *Häufiger ist der ehemals amalgamgefüllte Zahn so stark im Wurzelbereich geschädigt, daß eine Erhaltung nicht mehr möglich ist.*

Die Zahnärzte als „eigentliche Helden der Nation" (lt. Birkmayer) werden noch lange und schwer an der Amalgamlast zu tragen haben. Amalgam ist definitionsgemäß „Sondermüll im Mund".

Film: Gift im Mund, 6. 3. 1991, BR 3

Zahnarzt Dr. Joachim Lorenz bohrt Amalgam aus: mit Gasmaske, Kofferdam und Absaugung. Leitsymptome bei Amalgamverträglichkeit: *Kopfweh, Schlafstörungen, Nervosität.*

Dr. Stefan Halbach, Toxikologe vom Inst. f. Toxikologie: *Amalgam ist eine Belastung.* Amalgam ist plazentagängig d. h. Schwangere dürfen nicht Amalgam ausbohren oder frisch legen lassen!

Doz. Dr. Max Daunderer vom Tox-Center München: Durch Amalgam schwerste *Nervenschäden,* Immunschäden sowie Spätfolgen wie Hirntumor, Hirnschäden. Schädigung der Kinder, wenn die Mutter Amalgamträgerin ist, über den Mutterleib.

32jähriger Patient: einige Amalgam-Plomben und: Schmerzen in den Gelenken, völlig kraftlos, Asthma, psych. Beschwerden, Depressionen. Amalgam entfernt = gesund!

Frau Ilse Mayer, lange Zeit 14 Amalgam Plomben, schwerer *Hirntumor.* Operation. Im Tumorgewebe wurden hohe Konzentrationen von Hg, Sn, Ag nachgewiesen.

Doz. Dr. Daunderer: Z. Zt. Zweiklassenmedizin: Die Armen haben Amalgam im Mund, die Wohlhabenden wertvollere Materialien. Auf lange Sicht aber ist Amalgam wegen der folgenden Krankheiten teurer!

Dr. Lechner, Zahnarzt, Amalgamgegner, Elektroakupunkteur, Internationale Gesellsch. für ganzheitliche Zahnmedizin.

Resümee: Bei Beschwerden (auch ohne) *Amalgam ausbohren,* aber nicht alle auf einmal, es kann zu schweren *Entzugserscheinungen* kommen wie *hohes Fieber* oder/und *Schüttelfrost*...
Dann Versorgung mit Zement, Kunststoff oder Gold. Vorher aber den *Körper entgiften:* homöopathische Mittel, chemisch: Antidotbehandlung; Kur als Hilfe für chronisch Kranke.

Am 7. März 1991 kam das klinisch-toxikologische Gutachten vom TOX CENTER:

TOX CENTER
Weinstraße 11
8000 München 2

Klinisch-toxikologisches Gutachten

Der Patient Herbert Felbermayr, geb. 10. 4. 1940, Hauptschullehrer aus Bad Hall, Oberösterreich, wurde am 4. 3. 1991 in München von mir wegen typischer Beschwerden einer chronischen Amalgamvergiftung untersucht und behandelt.

Beschwerden des Patienten: Müdigkeit bis zur totalen Erschöpfung, Kopfbrummen, chron. Übelkeit, Schwindel, Bauchschmerzen, Brennen im Rachen und Speiseröhre, schwere Störungen im Verdauungstrakt, Mund- und Zungenbrennen, Metallgeschmack im Mund, kratzender Hals, Hustenreize, fäkaler Mundgeschmack, Gelenksbeschwerden, schwere Schlafstörungen, Gedächtnisstörungen, Konzentrationsstörungen, Depressionen mit Suizidgefahr, Stimmungslabilität, Apathie und allgem. Nervosität, Herzrhythmusstörungen, Kreislauflabilität, Kreislaufkollaps, Durchfälle... (Beilage: Krankengeschichte und Auflistung der Beschwerden seit 1979).

Befunde der Ärzte: 1972: Magenschwindel, Innenohrpunktierung, Tonsillektomie; 1979: vegetative Dystonie, ulcus duodeni, ulcus ventriculi, Gastritis, allgem. Erschöpfung; 1984: Neurasthenisch depressives Syndrom, larv. Depression, Refluxoesophagitis Std. 2, endogene Depression, psychoso-

82

mat. Beschwerden; 1989–91: vierter Krankheitsschub: Gastritis, Refluxoe-sophagitis, Mund-Hals-Rachen-Irritationen, Neurasthenie, Depressionen, Gastro-card. Symptomenkomplex, neurovegetatives Erschöpfungssyndrom.

28 Ärzte verordneten ca. 13.000 chemische Tabletten, die eingenommen wurden; Krankenhausaufenthalte, Kuren, verminderte Unterrichtstätigkeit . . .

Von seinem Dentisten erfuhr der Pat. am 20. 2. 1991, daß die meisten der 16 (z. Zt. noch 9) drei- und mehrflächigen Amalgamfüllungen ohne Zementunterlage gelegt wurden (teilw. vor 30 Jahren), da angebl. die Amalgamfüllungen, direkt an die Dentinwand gelegt, besser halten.

Röntgenologisch finden sich typische Schwermetalldepots.

Folgende Diagnostik mit dem Antidot DMPS (Dimercaptopropansulfonat) erfolgte:

6. 12. 1990, Labor Univ.-Prof. DDr. Jörg Birkmayer, Wien

Befund: Quecksilber/Harn n. 3 Kapseln DMPS a 100 mg
außerhalb des Normalwertes: 160.4 ug/l.
Der Normalwert mit 4 ug/l wurde um das 40fache, der der WHO mit 12 ug/l um das 13fache überschritten.

Kaugummitest: nach meiner Anweisung, Labor Prof. DDr. Birkmayer, Wien vom 4. 3. 1991 (tel. u. schriftl.).
Spontanspeichel: Hg 21,9 ug/l (22fach erhöht); Sn 6,0 ug/l (6fach erhöht); Ag 5,0 ug/l (5fach erhöht); Cu 11,0 ug/l (normal).
Speichel n. Abrasion d. Kaugummis: Hg 32,6 ug/l (33fach erhöht); Sn 15,0 ug/l (15fach erhöht), Ag 9,0 ug/l (9fach erhöht), Cu 16,8 ug/l (normal).
Ergebnis: Quecksilberintoxikation – Vergiftungsgrad 3 in der 4teiligen Skala.

Diese stark erhöhten Werte *erklären* voll die neurologischen und immunologischen Symptome, die (psycho)somatischen Erscheinungen und Organbeschwerden.

Nach Antidotbehandlung *besserte sich* das Vergiftungsbild wesentlich. Übelkeit, Schwindel u. bleierne Müdigkeit verschwanden.

Daß das freigesetzte Quecksilber und Zinn aus dem *Zahnamalgam* stammt, beweist der Kaugummitest mit der Differenz zum Spontanspeichel.

Für das Gericht
Es ist erwiesen, daß die o. g. Krankheiten und Beschwerden Folgen sind von der schweren Quecksilberintoxikation durch Zahnamalgam:
Vergiftungsgrad 3 in der 4teiligen Skala.

Es sind dem Patienten Herbert Felbermayr dadurch große Schmerzen und Beschwerden sowie private, berufliche (Zerstörung der Karriere) und finanzielle Einbußen erwachsen.

Die Vergiftungserscheinungen durch Amalgam, die neurologischen und Organ-Schäden sind m. E. eine *schwere Körperverletzung.*

Durch rechtzeitige Diagnostik und Therapie wären dem Patienten sehr viel Leid und Schmerzen erspart geblieben.

Für die Krankenkasse

Sachverhalt in Deutschland: Bei nachgewiesener schwerer chronischer Metallvergiftung durch Amalgam übernehmen die Krankenkassen die vollen Kosten der Diagnostik, der Eliminierung der Giftquellen und der Entgiftung der Organdepots sowie die Sanierung.

Informationsschrift für Kassenärzte: AMALGAM, klinisch-toxikologische Stoffmonographien, Herausgeber Doz. Dr. med. Max Daunderer, München, Verlag ecomed, 1990, ISBN 3-609-71900-1.

Für den Dienstherrn

Wegen der Beschwerden durch die o. g. chron. Quecksilberintoxikation und der nun folgenden zeitaufwendigen medizinischen Prozeduren der Eliminierung der Giftquellen durch den Zahnarzt und der Entgiftung der Organdepots ist der Pat. Herbert Felbermayr vor allem in den nächsten 6 Monaten (die ganze Entgiftung dauert voraussichtlich 3 bis 5 Jahre) dienstlich nicht voll einsatzfähig. Eine Reduzierung der Lehrverpflichtung auf 50 Prozent für 6 Monate und anschließend auf 70 bis 80 Prozent für ein Jahr ist erforderlich und üblich.

Für den Zahnarzt

Chronischer Micromercurialismus und Zinn-Silber-Intoxikation liegen vor. Eliminierung der Giftquellen: Variante 1 nach Prof. Dr. T. T. Till, Wien: Oberkiefertotalausräumung und Prothese, UK: Teilprothese. Variante 2: Vorgangsweise: Austausch der Amalgamfüllungen unter Kofferdam u. ohne schnelle Turbine – Versorgung der Kavität mit nichtmetallischen Langzeitprovisorien (metallfreie Füllungen, lichtgehärtete Kunststoffe). Nach der Entfernung des Amalgams und der Entgiftung der Organdepots können die Kunststofffüllungen nach Verträglichkeitstestung auf Wunsch des Pat. (Aufpreis) durch hochkarätiges Gold, Galvano-Keramik o. ä. ausgetauscht werden.

Beim Pat. Felbermayr liegen zwei Probleme vor: Korrosion durch 3 verschiedene Metalle im Mund: Amalgam, Gold, Stahlkonstruktion plus Porzellanbrücke, weiters Amalgamunverträglichkeit. Ob drittens unter den Amalgam-füllungen die Zementunterlage fehlt, muß nachgewiesen werden.

Für den Internisten: Antidottherapie nach Amalgamentfernung: Dauer der internen Behandlung 3 bis 5 Jahre.

Laborwerte aus Bremen:

Im TOX CENTER wurde die Untersuchung meines Blutes, Urin I, Urin II, Speichel und Zahnbein angeordnet. Hier die Befunde verkürzt wie-dergegeben:

Ärzte für Laboratoriumsmedizin

Dr. med. H.-W. SCHIWARA
Dr. med. Ingrid v. WINTERFELD
Dr. med. R. PFANZELT
Dr. med. J. KUNZ

Straßburger Straße 19
Postfach 10 35 31
2800 BREMEN 1

Telefon: (04 21) 34 96 4–0
Telefax: (04 21) 34 96 458

Patient: Herbert **Felbermayr**   ENDBEFUND

Material: EDTA – Blut   Ausgang: 15. 3. 1991

Bestimmung	Resultat	Normalwerte
Folsäure i.Ery.	140.8 ug/l Ery.	215.0 – 840.0

Material: Urin I   Ausgang: 7. 3. 1991

Bestimmung	Resultat	Normalwerte
Kreatinin i. H. Zink i. H.	0.68 g/l 53 ug/l 78 ug/g Kreat.	1.00 – 2.50 140 – 720 > 140

Material: Urin II   Ausgang: 21.3.1991

Bestimmung	Resultat	Normalwerte
Org. Quecksilber i. H.	1534 ug/l 959 ug/g Kreat. n. DMPS 498,0 ug/l 311,3 ug/g Kreat. n. DMPS iv 2,8 ug/l 1,8 ug/g Kreat.	Kupfer i. H. < 500 Quecksilber i. H. < 50,0

Material: 2 x Speichel   Ausgang: 27.3.1991
Kaugummitest: Speichel II (nachher)

Bestimmung	Resultat	Normalwerte
Gold i. Speichel Kupfer i. Speichel Quecksilber i. Speichel Silber i. Speichel	2,0 ug/l 44 ug/l 625,4 ug/l 350,0 ug/l	> 2,7

Leider zu wenig Untersuchungsmaterial (daher konnten die anderen Schwermetalle nicht untersucht werden).

Material: Zahn 2/8   Ausgang: 12.4.1991

Bestimmung	Resultat	Normalwerte
Zinn i. Zähnen Quecksilber i. Zähnen	24 950, 0 ug/kg 1 470 000,0 ug/kg	

Was bedeuten diese Laborwerte?

Was schon vom Labor für Bio-Analytik in Wien aufgezeigt wurde, wird vom Labor im Bremen voll bestätigt: Mein Körper ist mit *Schwermetallen stark vergiftet.*
Im Urin übersteigt die Quecksilberbelastung den Normalwert um ein Vielfaches, im Speichel übersteigt die Quecksilberbelastung den Normalwert um ein Mehrhundertfaches, Zahnbein millionenfach vergiftet.

Mein zweiter Besuch im TOX CENTER

Nachdem das sichtbare Amalgam aus den Zähnen ausgebohrt war, (Amalgam unter den Goldkronen und Brücken wurde nicht kontrolliert), bekam ich am 7. Juni 1991 einen weiteren Termin im TOX CENTER bei Doz. Dr. med. habil. Max Daunderer.

Dr. Daunderer verwies mich an die Kieferchirurgen Univ.-Prof. Dr. T. in M. Diese beiden Zahnärzte könnten meine mit Amalgam total vergifteten Zahnwurzeln und Alveolen evtl. auch mit Laserstrahlen entgiften. Dr. Daunderer verwies auf die organischen Zinnablagerungen, die höchstgiftig sind. Prof. Dr. T. würde auch alle Zähne ziehen, Alveolen und Kiefer operativ von Schwermetalleinlagerungen reinigen. Er sei ein hervorragender Chirurg, der genug Erfahrung aus den USA habe. Ich zitiere den Toxikologen: „Wenn Sie alle Zähne und das Gift heraushaben, werden sie der gesündeste Mensch."

„Das Gutachten von Prof. Till in Wien ist sicher richtig: Totalausräumung des Oberkiefers. Till ist einer der ganz Großen. So wie Prof. Stock, der Hunderttausende Amalgamtote pro Jahr schätzte. Meine Hochrechnungen für Deutschland liegen bei 10 000 bis 15 000 Toten pro Jahr, die an neurologischen und immunologischen Folgekrankheiten hervorgerufen durch das Amalgam, sterben müssen.

Mein neuestes Buch . . . Zahnversorgung . . . Die Zahnärzte . . . Zu den Befunden: Der extrahierte Zahn 2/8 mit 1 470 000 ug/kg Quecksilber ist total vergiftet, das ist heller Wahnsinn! Das gleiche *Gift haben Sie auch im Hirn*, was an bereits untersuchten Hirntumoren oftmals bewiesen wurde. Ihre Nervenleiden kommen von diesem Gift. Ich helfe Ihnen . . .

Kommentar zum Speichelbefund: 625,4 ug/l Quecksilber im Speichel, bei jedem Kauvorgang, und das 40 Jahre lang, was der Körper aushalten muß! Dazu ein Vergleich: Der WHO-Grenzwert für das Trinkwasser liegt für Quecksilber bei 0,5 ug/l. Ihr Speichel ist also 1250mal giftiger als das Trinkwasser sein darf. Von den anderen Schwermetallen, Zinn, Kupfer, Silber, Cadmium . . . noch gar nicht geredet. Was der Mensch aushält! Wahnsinn!

Der Zahnarzt Dr. N. N. nebenan muß tagtäglich seinen Gasmaskenfilter auswechseln, so vergiftet ist die Luft in seiner Ordination durch das Ausbohren von Amalgam.

Bei Ihnen kommt Gold auch nicht in Frage. Schwermetallionen im Kiefer vertragen sich nicht mit dem Gold.

Homöopathische Mittel helfen bei Ihnen nichts mehr.

Bei Ihnen gehört jeder vorher amalgamgefüllte Zahn heraus und der Knochen ausgeschürft."

Es folgte dann die Erklärung der medikamentösen Indikation. Auf dem Rezeptzettel stand darauf:
Rp.: Unizink 50, Zink-Aspartat, C, C
      Selenase peroral, 2 ml, 50
      Natriumhydrogenkarbonat, 1 g
      ph – Papier
      Gaviscon

Auch wurde mir ein Internist in Österreich vermittelt, der mich weiter behandeln (DMPS-Spritzen, DMSA-Kur) sollte.

Im TOX-CENTER bekam ich auch das Patienteninformationsblatt „Amalgam-Entschädigung" Erstmals wurde mir bewußt: Man hat mir mit den Amalgamplomben schweren gesundheitlichen Schaden zugefügt.

Hier das Patienteninfo:

Amalgam-Entschädigung

Amalgam ist ein zugelassenes Arzneimittel. Jeder Patient ist vom Amalgamhersteller mit 500 000 DM auf eventuelle Schäden versichert. *Ein Schaden liegt vor bei Nachweis*
- *des Giftes (Speicheltest* vor und unter Kaugummikauen auf Quecksilber, Zinn, Silber und Kupfer,
- *der Giftaufnahme* (250 mg DMPS = Dimaval i.v., dann Urin nach etwa einer Stunde auf organisches Quecksilber und Kupfer; 3. Stuhl auf organisches Quecksilber, Zinn;
  Amalgamdepots aus Hg und Sn in Zahnwurzeln, Tumoren oder anderen Organbestandteilen)
- *der Giftwirkung* (gifttypische Organveränderungen) wie:
  Aggressivität, *Allergie*, Angst vor Neuem, Angst zu ersticken, *Antriebslosigkeit*, Atemnot, Aufbrausen, Aussprache verwaschen, *Bauchschmerzen*, Blähungen, Bläschen im Mund, Blick für We-

sentliches fehlt, Blutarmut (hyperchr. megazytär), Bronchitis, Cholesterin hoch, *Depression*, Durchfälle, Eisenmangel, Ekzeme, Elektrosensibilität, Empfindungsstörungen, Energielosigkeit, Erblindung, Ermüdung – ständige, Frösteln, Gedächtnisstörungen, Gefühl, hinter einer Mattscheibe, Gefühl, neben sich zu stehen, Gelenkschmerzen, Gesichtszuckungen, Gewichtsverlust, Haarausfall, Herpes, Herzrhythmusstörungen, Hörstörungen, Hustenreiz, Infektneigung, Kindmißbildung, *Kopfschmerzen (Migräne)*, Krebs, Kreuzschmerzen, Lähmungen, Leberschaden, Lernschwäche, Meniskusschmerzen, Menschenscheu, Merkfähigkeit reduziert, Metallgeschmack, Multiple Sklerose, Mundschleimhaut – kupferfarben, Mundschmerzen, *Muskelschwäche*, Nasennebenhöhlenentzündungen, Nervosität, Nierenschaden – Entzündungen, Pelzigkeit, Pilzerkrankung, Rachenschmerzen, Reaktion verlangsamt, Reizbarkeit, Rheuma, Schlaflosigkeit, Schmerzempfindlichkeit, Schnupfen – hartnäckiger, Schreckhaftigkeit, Schüchternheit, Schuppenflechte, Schwächegefühl, *Schwindel*, Sehnen-Bänderschmerzen, Sehstörungen, Speichelfluß, Stimmungslabilität, Stottern, Trigeminusneuralgie, Unentschlossenheit, Unfruchtbarkeit, Unruhe – innere, Urin (viel, wenig), Verfolgungswahn, Wahnvorstellungen, Zahnausfall, Zahnfleisch – blauviolett, Zahnfleischentzündungen, *Zittern – verstärkt bei* Intention, Zitterschrift.

Nach Vorliegen dieser Beweise wird die Krankheitsgeschichte kurz zusammengeschrieben mit:

Anzahl der Amalgamfüllungen, Auftreten der Vergiftungssymptome, Fehldiagnose, Folgekrankheiten, sozialer und finanzieller Schaden. Alles muß entsprechend mit Arztbriefen dokumentiert werden.

Falls keine Rechtsschutzversicherung besteht, sollte eine abgeschlossen werden.

Nun wird der letzte lebende Zahnarzt nach dem eingesetzten Arzneimittel (Amalgam) schriftlich befragt.

Mit diesen Unterlagen wird vom Rechtsanwalt eine Kostenzusage von der Rechtschutzversicherung eingeholt und dann ein wissenschaftlich begründetes ausführliches Gutachten eingeholt. Damit macht der Rechtsanwalt die Schadenersatzansprüche beim Arzneimittelhersteller geltend.

Sinngemäß gilt das Gleiche für Formaldehyd in den Wurzeln gefüllter toter Zähne, da dies auch eine Arzneimittelschädigung ist. Nachweis des Formaldehyds im Kieferknochen noch nach Jahrzehnten.

Herrn/Frau
Zahnarzt/Zahnärztin

Amalgamvergiftung

Sehr geehrte(r) Herr/Frau,

ich leide an einer toxikologisch nachgewiesenen Amalgamvergiftung.

Da ich nach dem Arzneimittelgesetz mit DM 500.000,- versichert bin, möchte ich Schadenersatz einklagen.

Ich bitte Sie eiligst um:

1. Angabe der Behandlungsdaten und dem verwendeten Arzneimittel (Amalgambezugsadresse).
2. Falls Sie letzteres nicht mehr belegen können, um die Angaben Ihrer Haftpflichtversicherung.

Zur Vermeidung von juristischen Maßnahmen bitte ich Sie um eilige Beantwortung.

Besten Dank für Ihre Mühe.

Mit freundlichen Grüßen.

BESTENS BETREUT

Über Vermittlung vom TOX-CENTER kam ich also zu einem bekannten Neurologen in W. an einer hervorragend geführten Klinik. Dort wurde ich bestens betreut und gegen Amalgamvergiftung behandelt, bekam aber nicht die Druckerlaubnis für die Dokumente und Befunde.

Die Enttäuschung

Meine Krankenkasse zahlt von Privat-Ärztehonoraren nur einen satzungsmäßigen Anteil, daher wurde mir empfohlen, mich an eine öffentliche Klinik in N. N. zu wenden. Dort würde angeblich die gleiche medizinische Betreuung zu Krankenkassentarifen durchgeführt.

Ich erspare den Lesern die Schilderung der unliebsamen Korrespondenz und Begegnungen. Aus meinem umfangreichen Gedächtnisprotokoll vielleicht nur ein paar Sätze:

„Später erfuhr ich, daß die Arbeitsmedizinerin bei Quecksilbervergiftung, einer meldepflichtigen Berufskrankheit, die in Quecksilbergruben, Laboratorien, Spiegelfabriken, Thermometerwerkstätten usw. auftreten kann, nach einem dunklen Saum am Zahnfleischrand, nach Geschwüren in der Mundhöhle und dem „dremor mercurialis", dem typischen Quecksilberzittern, untersucht hat. Offensichtlich verwechselte mich die junge Schulmedizinerin mit einem quecksilbervergifteten Arbeiter aus einem Gewerbebetrieb; von einem chronischen Mikromerkurialismus durch sich einschleichende Amalgamintoxikation, wie sie die medizinische Fachwelt der 80er Jahre aus Amerika, Schweden, Deutschland, Österreich ... beschrieben, wußte sie offensichtlich nichts."

GESCHEITERT, HERR LEHRER?

Im Frühjahr 1991 ging es mir schlecht. Vor allem die verschiedenen Aussagen der Mediziner verunsicherten mich. Ich wußte lange nicht, wohin soll ich mich wenden?

War ich persönlich, gesundheitlich und beruflich gescheitert? Ich traute mir nichts mehr zu, und meine Karriere nach unten erreichte einen traurigen Tiefstpunkt.

Am 12. 2. 1991 schrieb ich an meinen Vorgesetzten einen Brief, in dem ich mein Ansuchen um den Direktorsposten an der Hauptschule Bad Hall zurückzog. Begründung: Ich fühlte mich krank.

AMALGAM-STREITGESPRÄCH

Ich habe über die Unbedenklichkeit bzw. Giftigkeit des Amalgams mit mehreren Experten Diskussionen geführt, die ich wie folgt zusammenfasse. Die Amalgamgegner kürze ich ab mit dem Buchstaben A, meine kritischen Bemerkungen mit den Buchstaben HF.

HF: Ich leide seit Jahren an Problemen mit dem *vegetativen Nervensystem* und dem *Zentralnervensystem*, sowie an Entzündungen im Verdauungstrakt. Endlich kenne ich die Ursache meiner Leiden, nämlich das Amalgam in meinen Zähnen.

A: Lassen Sie sich doch nicht von dem *Geschrei der Medien* irritieren. Die hören die Flöhe husten. Amalgam ist unschädlich! Das haben schon tausende Ärzte gesagt und Millionen Menschen haben Amalgam im Mund.

HF: Bitte legen Sie mir die medizinischen Untersuchungsergebnisse über die Unbedenklichkeit des Amalgams vor. Und was die Millionen Amalgamträger angelangt, es gibt auch Millionen Kranke und Kränkliche. Ich denke an Apathie, Müdigkeit, Kopfschmerzen, Gedächtnisstörungen, Schlafstörungen, Depressionen, Migräne . . .

A: Bei diesen Beschwerden, die Sie da aufzählen, handelt es sich um *Zivilisationskrankheiten*, die viele verschiedene Ursachen haben können.

HF: Was meinen Sie mit Zivilisationsschäden?

A: Ich sagte schon: viele Ursachen, zum Beispiel Streß, zu wenig Entspannung, falsche Ernährung, Alkohol- und Nikotinmißbrauch, baubiologische Unzulänglichkeiten, Pflanzenschutzmittel, Konservierungsmittel, Umweltgifte und so weiter.

HF: Und als Umweltgift komme Amalgam nicht in Frage, meinen Sie?

A: Ich sagte schon: Amalgam ist unschädlich!

HF: Als Fachmann müßten Sie aber wissen, daß die Amalgam-Zahnfüllungen aus ca. 50 % Quecksilber, aus ca. 35 % Silber, 13 % Zinn und ca. 2 % Kupfer bestehen. Schauen Sie im Lexikon nach: Quecksilber ist hochgiftig, Zinn, vor allem das *organische Zinn: hochgiftig*; Silber und Kupfer sind ebenfalls giftig – und Sie reden von Unbedenklichkeit?

A: Schulmeistern Sie mich nicht mit Ihrem Lexikonwissen! Das sind bekannte Tatsachen. Seit Jahrhunderten wird die Legierung der genannten Schwermetalle für Amalgam in den Zahnplomben verwendet. Ohne dem Amalgam wäre eine ordentliche Versorung der Zahnlöcher nicht möglich. Die Metallteile sind untereinander so fest verbunden, daß sich nichts herauslösen kann.

HF: Gleich zwei Irrtümer: Erstens ist Amalgam keine so feste Legierung wie z.B. Bronze, sondern nur eine Verbindung von Metallstäuben mit flüssigem Quecksilber; und zweitens *lösen sich aus den Amalgamplomben nachweislich giftige Schwermetalle heraus,* die in den Verdauungstrakt, die Blutbahn, die Nervensysteme und Organe wie Leber, Nieren und Magen kommen und den ganzen Körper verseuchen.

A: Woher wollen Sie das wissen? Es gibt mehrere Gutachten von Fachexperten, die bestätigen, daß keine oder nur geringe Mengen von Schwermetallen aus den Plomben herausgelöst werden.

HF: Also sind Amalgamplomben doch nicht so hunderprozentig versiegelt! Dazu einige Fakten:

September 1989, ORF Nachlese: „USA . . . Univ.-Prof. Dr. Janis v. Klavins, Pathologe, Cornell-Universität New York: . . . hatten ungefähr 20 % (der Patienten mit Amalgamplomben) einen *erhöhten Quecksilbergehalt im Blut*, d.h. wesentlich mehr als 3 Mikrogramm pro Liter (3 Mikrogramm pro Liter = Grenzwert der Weltgesundheitsorganisation)."

29. November 1990, Report von Elisa Gregor, Univ.-Prof. Dr. Dr. Jörg Birkmayer, Labor für Bio-Analytik in Wien: „Denn nicht zuletzt habe Birkmayers Versuch bewiesen, worüber manche Wissenschaftler nur den Kopf schütteln: *Amalgam setzt giftiges Quecksilber frei,* welches sich im menschlichen Organismus zum Teil in Form von Depots ablagert."

1990, in „Amalgam", ISBN 3-609-71900-1, schreibt der Münchner Toxikologe Dr. med. Dr. med. habil. Max Daunderer:

„Wie in der Fachliteratur beschrieben, fanden auch wir, ... bis zu 36.530 ug/l Hg und 350 ug/l Sn nach zehnminütigem Kaugummikauen im Speichel" (Hanson).

29. November 1990, Report von Elisa Gregor: „Eine kürzlich in Kanada durchgeführte Tierstudie ... Sie setzten fünf trächtigen Mutterschafen Amalgamplomben ein, die mit radioaktivem Quecksilber angereichert waren. Dadurch hatte dieses Amalgam sozusagen ein Mascherl umgebunden bekommen und konnte im Körper verfolgt werden. Das *radioaktive Quecksilber aus diesen Amalgam-Zahnfüllungen* war bereits zwei Tage nach Einbringung *im mütterlichen Fötus sowie im Fruchtwasser nachweisbar". „Dieser Modellversuch zeigte, daß das gesamte gemessene Quecksilber ausschließlich auf das Zahnamalgam und nicht auf die Nahrung, Wasser oder Umwelteinflüsse zurückzuführen ist."*

1985: Prof. Dr. Thomas Till, Wien, schreibt in „Schach unserem Gebißverfall" auf Seite 20: „Quecksilber löst sich aus Silberamalgamfüllungen (vermehrt aus Kupferamalgamfüllungen) im Mund in kleinsten Dosen ständig heraus. Es kommt nur in den allerseltensten Fällen zu einer sogenannten Schutzschichtbildung auf dieser Füllung ..." „... gibt durch *Chemoelementbildung* außer anderen Metallbestandteilen *auch Quecksilber ab.* Diese Herauslösung entsteht durch Stromfluß und ist meßbar."

A: Daß unmittelbar nach dem Füllen der Zahnlöcher mit Amalgam etwas Quecksilber frei wird, das ist bekannt. Darum dürfen Schwangere keine Zahnreparaturen mit Amalgam durchführen lassen.

HF: Sie geben also zu, daß giftige Schwermetalle frei werden?

A: In ganz seltenen Fällen kann ganz wenig frei werden. Es handelt sich um so verschwindend wenig, daß man es vernachlässigen kann.

HF: Sie irren! Der Toxikologe Dr. med. Max Daunderer fand bei bisher 8.000 Patienten folgendes: Der Arzt spritzt ein Mobilisationsmittel, das aus den Organdepots Schwermetalle herausholt. „98 % der Patienten mit Amalgamfüllungen ... hatten *über 50 Mikrogramm Quecksilber* im Urin." „1 % hatte schwerste Vergiftungen (Quecksilber 1000–42 000 ug/l Hg im Urin), 3,5 % hatten eine Mischintoxikation mit exogenem Quecksilber (Meerestiere bzw. Industrieemissionen) und Amalgam."

A: Diese Zahlen kommen mir sehr übertrieben vor. Und vor allem, wer kann schon beweisen, daß das giftige Quecksilber aus den Amalgamplomben kommt?

HF: Ich verweise nochmals auf den kanadischen Tierversuch. Bei den Schafen wurde eindeutig nachgewiesen, daß Quecksilber aus den Zahnplomben herausgelöst wurde.

A: In Medizin populär 11/12. 1990 beschreibt der Facharzt für Zahn-, Mund- und Kieferheilkunde Dr. Dr. Hans Westermayer die Schwermetallbelastung durch Amalgam einerseits, durch Atemluft, Nahrung und Trinkwasser andererseits: „... Belastung durch Amalgam am 5. Tag noch 0,07 ug/cm^2 .... Quecksilberaufnahme durch die Atemluft ca. 1 ug pro Tag ... Quecksilberaufnahme durch Trinkwasser ebenfalls 1 ug pro Tag."

„Noch fragwürdiger wird die Amalgamdebatte, wenn man sich die Quecksilbergehalte verschiedener Nahrungsmittel vor Augen führt: Thunfisch (Konserve) 420 ug/kg; Sardinen (Konserve) 47 ug/kg; Forelle 43 ug/kg; Leber (Rind) 83 ug/kg, Leber (Schwein) 56 ug/kg; Leber (Huhn) 31 ug/kg ... Flußfische bis zu 1000 ug/ kg."

HF: Es ist richtig, daß Meeresfrüchteesser und Freunde von Tier-Leberspeisen mehr Quecksilber aufnehmen. Aber in der medizinischen Fachliteratur ist nach 8000 untersuchten Patienten kein Fall bekannt, der ohne Amalgam im Mund mehr als 50 ug/l Hg im Urin gehabt hätte, auch wenn er die o. g. Speisen vermehrt gegessen hat. Andererseits gibt es viele Amalgamträger, bei denen mehr als 50 ug pro Liter (bei manchen das 100fache) Quecksilber nachgewiesen wurde, obwohl sie keine Meeresfrüchte essen. Woher kommt dann das giftige Quecksilber? Doch auch von den Amalgamplomben!

A: Von den Pflanzenschutzmitteln, von den Müllverbrennungsemissionen an die Luft und vom Trinkwasser.

HF: Die Belastung der o. g. Luft bzw. des Wassers ist so gering, daß unmöglich eine derartig hohe Verseuchung des Blutes erfolgen kann. Hier ein schlagender Beweis, daß Quecksilber aus den Zahnplomben herausgelöst wird: Ohne irgendein Medikament eingenommen zu haben, füllte ich Mundspeichel in zwei Spezialröhrchen für die Analyse. Speichel I: unmittelbar nach dem Aufwachen in der Früh, Speichel II: Sammeln, während ich zehn Minuten intensiv Kaugummi mit dem Amalgamplomben kaute.

Speichel I hatte laut Befund vom 4. 3. 1991 ... 21,9 ug/l Quecksilber. Speichel II laut Befund vom 27. 3. 1991 ... 625,4 ug/l Quecksilber. Aus der Differenz ist eindeutig erwiesen, daß aus meinen Amalgamplomben sehr viel giftiges Metall herausgekaut wurde. *Mein Kaugummispeichel war 1250mal giftiger als Trinkwasser sein darf. Da spielt das eine Mikrogramm Quecksilber pro Tag aus dem Trinkwasser, von dem Dr. Dr. Westermayr spricht, keine Rolle mehr.*

A: Mag sein, daß die Laborwerte stimmen, fest steht, daß die allermeisten Menschen Amalgam gut vertragen und die Zähne bestens und haltbar versorgt sind.

HF: Ja, lange Zeit geht es gut. Und wenn die Schwermetallbelastung des Körpers zu lang andauert und zu hoch wird, dann platzt die Zeitbombe, die Menschen kränkeln und werden krank: neurologische Probleme, Nervenschwäche, Immunschwäche, Organschädigungen. Ich vergleiche die Amalgambelastung mit der Nikotinbelastung der Menschen: Dem einen wird speiübel oder er bekommt Kopfschmerzen, wenn er als Passivraucher im Zugsabteil gezwungen wird, Zigarettenrauch zu inhalieren. Der andere wird mit einer halben Million Zigaretten 80 Jahre alt und fühlt sich gesund. Das bestätigt aber keineswegs, daß Rauchen unschädlich sei. Ähnlich beim Amalgam: auch wenn es viele Menschen vertragen, ist es deshalb nicht ungiftig.

A: Die Zahnwissenschafter wissen, daß Amalgam eine gewisse Belastung darstellt. Aber Amalgam ist das haltbarste, das billigste und am schnellsten zu stopfende Zahnflickmaterial. Es gibt noch keinen Ersatz. Kunststoff, Gold und Porzellan sind zu teuer.

HF: Dann müßte man aber den ärmeren Leuten, die sich keine teureren Füllungen leisten können, sagen: Einen verfaulenden Zahn besser ziehen als mit Amalgam flicken. *Besser ohne eigene Zähne (und mit Prothese) gesund bleiben und alt werden, als mit Gift im Mund dahinsiechen.*

A: Zähne einfach ziehen, da würden die Leute und auch die Zahnärzte niemals mitmachen.

HF: Dann muß eben die Krankenkasse ungiftige Flickmaterialien wie
Zement und Composites zahlen. Geben Sie es zu, *es geht
hauptsächlich ums Geld.*

A: Nicht nur. Es ist auch die Giftigkeit des Amalgams nicht ausreichend bewiesen. Nur Einzelfälle sind dokumentiert.

HF: Das stimmt nicht! Prof. Dr. Dr. Birkmayer, Prof. Dr. Thomas Till,
Dr. med. habil. M. Daunderer haben die Giftigkeit des Amalgam
an tausenden Patienten nachgewiesen.

A: Diese Leute sind nicht kompetent. Maßgeblich sind die Profes-
soren an der Universitätszahnklinik in Wien. Sie erlauben Amalgam nach wie vor.

HF: Die Aussagen im Interview mit der Reporterin Elisa Gregor vom
13. 12. 90 kenne ich (Die ganze Woche Nr. 50, Do, 13. 12. 90).
Prof. Dr. Wolfgang Sperr von der Wiener Universitätszahnklinik
sagte: *„Unsere Bevölkerung hat nicht unerhebliche Quecksilberdepots im Körper. Die Frage ist nur woher sie kommen."*

Darauf antwortet Prof. Dr. Dr. Birkmayer: „Der Großteil stammt
vom Amalgam." *„Der Sondermüll im Mund"*, so meint Amalgam-
kritiker Birkmayer, *„vergiftet uns schleichend."* Dazu sagt Univ.-
Prof. Dr. Rudolf Slavizek von der Wiener Universitätszahnklinik:
„Das betrifft vielleicht ein Sechstel der Gesamtbevölkerung. Wir
legen wahrscheinlich ein Schäuferl drauf. ... *Die Gefahr dabei
ist, daß wir ein Gefäß zum Überlaufen bringen."*

Die Universitätszahnklinik in Wien hatte eine Amalgamambulanz
eingerichtet, in der über 200 Patienten auf Amalgamvergiftung
kontrolliert wurden. 40 davon mußten vom Quecksilber entgiftet
werden. 2 Personen waren extrem hoch mit Quecksilber belastet. Trotzdem wurde die Amalgam-Ambulanz wieder aufgelöst.

Ich fasse zusammen: Die Wiener Wissenschaftler geben zu: Jeder 6. Österreicher ist mit Quecksilber verseucht. Jeder 5. untersuchte Patient mußte Quecksilber-entgiftet werden.

A: Sie sind also ein Amalgamfeind. Was haben Sie mir Ihren Amalgamplomben im Mund gemacht?

HF: Ein engagierter und technisch sehr geschickter Zahnarzt hat alles Amalgam ausgebohrt und lichtgehärtete Composites gelegt.

A: Sind Sie jetzt beschwerdefrei?

HF: Das Austauschen der Zahnflicksubstanz war für mich sehr belastend: Schmerzen beim Bohren, durch das Einatmen des Amalgamstaubes kam es zur neuerlichen Wiedervergiftung. Seither sind die Zähne temperaturempfindlich, die Zahnhälse schmerzen, der Zahn 2/8 war irreparabel und mußte gezogen werden, der Zahn 1/6 ist abgestorben, und die Zahnnerven wurden abgetötet (= Zahnleiche), der Zahn 2/6 ist abgestorben, bekam einen Herd und mußte extrahiert werden.

Der Zahnarzt gab sich größte Mühe. Der große Zahnprofessor in Wien hätte recht gehabt, als er mir den Rat gab: „Das Schonendste und auf Dauer Beste ist es, alle Zähne im Oberkiefer zu ziehen."

A: Und warum haben Sie es nicht getan?

HF: Weil mein Zahnarzt beteuerte: Zähne mit so starken Wurzeln zieht man nicht.

A: Sind Sie jetzt gesund, da sie ja kein Amalgam mehr im Mund haben?

HF: So kann nur jemand fragen, der die Zusammenhänge nicht kennt. Meine Leberzellen, Nierenzellen, Nervenzellen, Hirnzellen ... haben mit den giftigen Schwermetallen feste Verbindungen eingegangen, die von der Natur nicht lösbar sind. Nur mit vom Facharzt verordneten Medikamenten können die Organdepots ausgeschwemmt, entgiftet werden. Bei mir dauert das etwa 5 Jahre. Trotzdem *bleiben etwa 90 % der giftigen Schwermetalle im Nervensystem zurück.* Die 40 Jahre andauernde Gifteinwirkung bzw. Schädigung kann nicht rückgängig gemacht werden.

A: Wozu haben Sie dann Amalgam herausbohren lassen?

HF: Damit die Giftquellen und damit der Giftnachschub ausgeschaltet werden.

A: Ich kenne eine ältere Dame, die hat sich 14 Amalgamplomben ausbohren und mit Goldinlays ersetzen lassen. Zwei Jahre danach geht es ihr nicht besser als mit ihren ehemaligen Amalgamplomben.

HF: Dafür gibt es zwei Gründe:

1. Wiedervergiftung durch Amalgamstaub beim Ausbohren,
2. verabsäumte Entgiftung des Körpers.

A: Sie sagten doch vorher, daß die Entgiftung nichts nützt!

HF: Die Entgiftung erfolgt in kleinen Schritten und ganz langsam. Am 6. 3. 1991 hatte ich 498,0 ug/l Quecksilber im Harn, nach dem Ausbohren und nach der Einnahme der Entgiftungsmedikamente am 12. 6. 1991: 140,7 ug/l Quecksilber. Das ist ein deutlicher Unterschied.

A: Fest steht abschließend, daß der oberste Sanitätsrat in Wien die Verwendung von Amalgamen erlaubt. Und das zählt!

HF: Fest steht auch, daß die alten Amalgame am 1. 10. 1990 vom Gesundheitsministerium verboten wurden. Ich hatte also 40 Jahre lang eine Substanz im Mund, die man 1990 verbieten mußte.

A: Das weiß ich. Aber die Non-Gamma-2-Amalgame sind doch erlaubt.

HF: Fachexperten sagen, daß die neue Schwermetallmischung kaum besser ist. Auch sie wird mit Quecksilber angerührt, das ein schweres Nervengift bleibt.

A: Mit der alleinigen Zulassung der Non-Gamma-2-Amalgame wurde ein vorläufiger Schlußpunkt unter die Debatte gesetzt.

HF: Aber die einfachen Leute zahlen die Rechnung.

Die hohe Selbstmordrate?

Welcher Zusammenhang besteht zwischen den silbergrauen Amalgam-Zahnplomben und den Selbstmorden? Experten der Medizinwissenschaft haben den eindeutigen Beweis erbracht, daß das sich von Amalgamplomben herauslösende Quecksilber Depressionen hervorrufen kann. Der Vorgang ist hochkompliziert: Giftige Schwermetalle, die über den Verdauungstrakt und die Blutbahn ins Gehirn gelangen, stören die natürliche Harmonie der chemischen Prozesse der Nervensysteme, vor allem des limbischen Systems. Die Zusammenhänge: Giftige Schwermetalle und Depressionen sind umfangreich erforscht (Dr. M. Daunderer: Patienteninformation „Amalgamtests"). Viele Menschen tragen quecksilberhältiges Amalgam im

Mund. Viele Menschen in Deutschland „jährlich über 100.000 Bundesbürger suchen den Tod". (Lexikon f. jedermann, Medizin, S. 513).

Sich einschleichendes Quecksilber kann Depressionen hervorrufen. Schwere Depressionen führen zu Ausweglosigkeit, zu Suizidgedanken und oft zum Selbstmord. In Österreich sieht es ähnlich aus: viel Quecksilber in den Zähnen der Bürger, viele depressive Menschen, hohe Selbstmordrate. Ich sehe einen Zusammenhang zwischen giftigen Amalgamplomben und Selbstmorden.

AN MEINE FREUNDE

Freunde aus dem Gebetskreis, dem ich angehöre, fragten mich über meine leidvollen Erfahrungen mit Amalgam. Für sie schrieb ich am 1. 4. 1991 folgendes Interview:

Amalgam-Interview

vom 1. April 1991 mit Frau Herta M.

Frage: Ich habe den Film „Gift im Mund" vom bayrischen Fernsehen am 6. 3. 1991 und die Sendung „Argumente" vom ORF mit Redakteur Walter Schiejok im Frühjahr 1990 gesehen und die ORF-Nachlese vom September 1989 mit dem Thema „Amalgam – Gift im Mund" gelesen.

Ich habe ähnliche Beschwerden. Was soll ich tun?

Antwort: Schäden am Nervensystem, am Immunsystem und an den Organen können durch *viele verschiedene Ursachen* entstehen. *Amalgam ist nicht an allem schuld.*

Ein erfahrener Ganzheitsmediziner oder Internist muß das abklären!

Frage: Beim Arzt war ich schon. Der gab mir eine Vitamin-B-Spritze und verordnete Nerventabletten. Er sagte, das Amalgam sei nicht schuld.

Antwort: Und?

Frage: Tabletten, Tees, Säfte, autogenes Training und eine Kur halfen mir nur vorübergehend, dann war wieder alles beim alten. Ich meine, meine Zahnplomben sind giftig. Was soll ich tun?

Antwort: Zuerst brauchst Du fundierte Informationen. Fernsehsendungen sind zu kurz und zu oberflächlich. Ich habe umfangreiche medizinische Bücher studiert, bevor ich aktiv wurde. Ich empfehle Dir folgende Bücher:

Ernst Ebm, *„Gift im Mund"*, 1985, Verlag Medizin & Neues Bewußtsein, 206 Seiten, ca. S 160,–.

Dr. med. Dr. med. habil. Max Daunderer, *„Amalgam"*, 1990, Verlag ecomed, 128 Seiten, DM 45,– (es gibt auch eine gekürzte billigere Ausgabe).

Dr. Sam Ziff, Prof. Dr. Thomas Till, *„Amalgam – Zeitbombe in Ihrer Zahnfüllung?"*, Weltbild Verlag, ca. S 150,–.

T. T. Till, „Zahnverfall ist vermeidbar", 1991, POZ-Information, Privatdruck der POZ.

Diese Bücher enthalten wissenschaftliche medizinische Abhandlungen mit lateinischen Fachausdrücken, aber auch für Laien sind sie weitgehend verständlich.

Frage: Ich will keine medizinischen Bücher lesen, sondern will wissen, ob ich Gift im Mund habe. Sag mir, wie ich das erfahren kann! Bitte sag mir, wie Du persönlich vorgegangen bist!

Antwort: Hier mein Kurzbericht: Ich fasse in 12 Ratschlägen zusammen.

<u>Rat 1:</u> Ähnliche Beschwerden und Schmerzen, wie sie das Amalgam hervorruft, können auch *durch andere Gifte* oder bei Nervenschwäche oder vegetativer Dystonie mit *mannigfaltigen Ursachen* in Erscheinung treten.

Ich lese in dem Buch „Der praktische Hausarzt" auf Seite 314 unter der Überschrift *„Nervöse Erschöpfungs- und Reizzustände (Vegetative Dystonie)"* und zitiere in Stichwörtern:

Ursachen: allergischer Reizzustand, *Herdinfektionen*, Erkrankung der inneren Organe, der Wirbelsäule und des Rückenmarkes, darmbedingte Selbstvergiftung, Vergiftungen durch Nikotin, Bohnenkaffee, Alkohol, Mißbrauch schwerer Medikamente, chron. Kohlenoxydvergiftung, Bleivergiftung usw., Störungen der Schilddrüse oder Nebenniere, Belastungen durch Umwelteinflüsse, Wohnverhältnisse, Arbeitsstätte, Fehlernährung oder einseitige Kost, Vitamin- u. Mineralsalzmangel, unzweckmäßige Lebensweise, Überanstrengungen, psychische Belastungen ...

Beschwerden: innere Unruhe, verminderte körperl. u. geistige Leistungsfähigkeit, vorzeitige Ermüdung, Schlafstörungen, Kopfschmerzen, Druckgefühl in der Herzgegend, Schwächeanfälle bis zur Ohnmacht, Schweißneigung, Hitzewallungen oder Kältegefühl, Empfindungsstörungen, Trockenheit im Mund, Würgegefühl im Hals, Appetitlosigkeit, Völlegefühl, Schwindel, erhöhte Reizbarkeit, überempfindlich gegenüber Bohnenkaffee und Alkohol, Atembeschwerden, Störungen der Menstruation bei Frauen oder der Potenz bei Männern, die Hautfarbe wechselt zwischen blaß und rot, Gliedmaßen kalt, Blutdruckschwankungen, oft Unterdruck, Pulsschwankungen, unregelmäßiger Herzschlag, Zittern der Hände, Hautjucken, Magen-Darm-störungen, Anfälligkeit der Gallenblase … Diese Beschwerden können teilweise oder auch insgesamt auftreten und ähneln sehr den Beschwerden bei Amalgamvergiftungen. *Amalgam kann die Beschwerden verstärken oder bedingen.*

Rat 2: Lies in einem Hausarztbuch („Der praktische Hausarzt, Handbuch der Gesundheit" oder „Der Gesundheitsbrockhaus") nach, was unter folgenden Stichwörtern steht: Vegetative Dystonie, Neurasthenie, vegetat. Disharmonie, Quecksilbervergiftung, Mikromercurialismus, Zinn-Intoxikation.

Frage: Ich habe keinen Zugang zu medizinischen Büchern.

Antwort: Rat 3: Hast Du Amalgam im Mund? Silbergraue Zahnfüllungen? Wenn ja, dann zeichne Dir in folgende Zahnskizze Deine kleinen, mittelgroßen und großen Füllungen ein und vermerke, wie alt die Füllungen sind. Überlege auch, wann Amalgamfüllungen entfernt wurden, denn die von ehemaligen Füllungen herausgeschwemmten Schwermetallgifte wurden in den Nieren, der Leber und im Hirn u. a. Organen abgelagert und werden kaum ausgeschieden.

SKIZZE

Rat 4: Hast Du typische Beschwerden einer Amalgamvergiftung?

Ernst Ebm, Verl. Medizin & Neues Bewußtsein: … gelegentlich oder zunehmend Kopfschmerzen, Schwindel, Übelkeit, Migräne, Ohnmachts- oder Krampfanfälle, Gleichgewichtsstörungen, Flimmern vor den Augen, Allergien, Ohrensausen, bitteren Mundgeschmack, Schlafstörungen, rheumatische Beschwerden, Ziehen und Schmerzen im Kiefer, nervöse Störungen …

Dr. med. dent. W. Breenkötter schreibt im Sonderdruck aus Biologische Medizin, Heft 4, Aug. 1984 über die Beschwerden des berühmten Professors für Chemie, der an einer Quecksilbervergiftung litt: … geistige Mattigkeit, Abgespanntheit, Minderung des Gedächtnisses bis zur Gedächtnislosigkeit, Niedergeschlagenheit, quälende Unrast

... von Natur lebenslustig zog er sich mißmutig zurück, scheute die Öffentlichkeit, mied Menschen und Geselligkeit, verlernte die Freude, der Humor rostete ein, ...

Dr. Sam Ziff, Prof. Dr. Th. Till: schreiben in dem Buch „Amalgam – Zeitbombe ...": Häufige Beschwerden durch Amalgam: Herzrhythmusstörungen, Depressionen, Sehstörungen, Augenzuckungen, Reizbarkeit, Schwindelgefühle, Kopfweh, Gelenkschmerzen, Rückenschmerzen, Gaumenbluten, Metallgeschmack. Auf Seite 129 ff. werden die Beschwerden durch Amalgam aufgelistet: Anzeichen und Symptome bei Aufnahme von elementarem Quecksilberdampf (Amalgam besteht aus Quecksilber, Silber, Zinn, Kupfer und Zink).

1. Psychologische Störungen: Reizbarkeit, Nervosität, Menschenscheu, Gedächtnisschwäche, Konzentrationsschwäche, mangelndes Selbstvertrauen, vermindertes Denkvermögen, mangelnde Selbstbeherrschung, Wutanfälle, Depression, Angstzustände, Schläfrigkeit, Schlaflosigkeit.

2. Erkrankungen in der Mundhöhle: Zahnfleischbluten, Kieferknochenschwund, Zahnlockerung, erhöhter Speichelfluß, Mundgeruch, metallischer Geschmack, brennendes Gefühl in Mund und Rachen ...

3. Wirkungen auf den Magen-Darm-Trakt: Bauchkrämpfe, Dickdarmentzündung, Durchfall, ...

4. Systemische Auswirkungen: Herzrhythmusstörungen, schwacher, unregelmäßiger Puls, Veränderungen des Blutdrucks, Schmerzen oder Druck im Brustbereich ... chronische oder häufige Kopfschmerzen, Schwindelgefühle, Klingeln oder Geräusche in den Ohren, Zittern der Hände, Füße, Lippen, Augenlider, Zunge, ... andauernder Husten, Allergien, Asthma, Nasenkatarrh, Nebenhöhlenentzündung ... unternormale Temperatur, kalte, feuchte Haut, besonders an Händen und Füßen, übermäßiges Schwitzen, Muskelschwäche, Erschöpfung, Blutarmut, Appetitlosigkeit, Gewichtsschwund, Gelenksschmerzen, manisch-depressive Krankheit, Halluzinationen, es folgen noch viele Beschwerden; Spätfolgen: Koma, Tod.

Dozent Dr. med. habil. Max Daunderer gibt in seinem Buch „Amalgam" eine sehr genaue Auflistung der Symptome durch Amalgamvergiftung. In seinem *Patienteninformationsblatt (TOX CENTER e. V. München)* schreibt er:

Indikation: Nerven-, Immun- und andere Organschäden beim Amalgam.

Symptome: Je nach Zubereitung gegenseitige Wirkungsverstärkung:

Quecksilber: Antriebslosigkeit wechselnd mit Gereiztheit, Kopf-
(Hg) schmerzen, Magen-Darm-Beschwerden, Schwindel, Zittern, Gedächtnisstörungen, Schlafstörungen, Muskelschwäche, Rückenschmerzen, Allergie, Nervosität, Depression, Ataxie, Lähmungen, Pelzigkeit, Hör- und Sehstörungen, Infektanfälligkeit, Herzrhythmusstörungen, Anämie.

Zinn: zunehmende Schwäche, Antriebslosigkeit, Neuralgien,
(Sn) Schmerzempfindlichkeit, Lähmungen, auf- und abschwellende Schmerzen im Magen-Darm-Trakt, Kopfschmerzen, Heiserkeit, Husten, Kälte- und Wetterempfindlichkeit, Blässe (organisches Zinn ist höchstgiftig!).

Silber: Angst, Vergeßlichkeit, Denkstörungen, Kopfschmer-
(Ag) zen, Schwindel, Mühe sich zu belasten, geistige Schwäche, Muskel-Bänder und Gelenkschwäche, Knorpelschwellung, Rückenschmerzen, Rheumatismus.

Kupfer: klon. Krämpfe, Koliken, Sehstörungen, Atembeschwer-
(Cu) den, Pelzigkeit (Parästhesien), starkes Zittern, Schwäche, Verstopfung, Zähneknirschen, Allergie, Leberschädigung.

Dr. med. H. Raue schreibt in „Ärztliche Praxis", Heft Nr. 72 vom 6. 9. 1980:

Gesundheitsstörungen durch Amalgam im Mund.

Kardinalbeschwerden: Kopfschmerzen, Gesichtsneuralgien, Migräne, Schwindel, Schlafstörungen, Ohrensausen, Nausea, Erbrechen, Herz-Kreislauf-Labilität, Darmerkrankungen, psychische Störungen, vegetative Störungen, Hautkrankheiten, rheumatische Beschwerden, vorwiegend toxisch-allergisch bedingt (Diagnostik: Elektroakupunktur nach Voll): Gastroenteritis und andere Darmerkrankungen, Dermatitis, Ekzeme, Urtikaria, Pruritus, Bronchialasthma, Depression ...

Vorwiegend aufgrund der Strombildung (Diagnostik: lokale Strommessung): Kopfschmerzen, Migräne, Schwindel, vegetative Störungen, Zungenbrennen, Mundtrockenheit, Gingivitis, Metallgeschmack im Mund ...

Häufige Fehldiagnosen: HWS-Syndrom, Depression, vegetative Dystonie, Hypochondrie.

In „Genügen Anfängerkenntnisse für eine Experten-Kritik?" *schreibt Dr. med. H. Raue* ... „stellte ich auf diese Weise bei 266 Patienten erhöhte Mundstromwerte von 6mAmp und darüber fest. Von diesen klagten: 125 über *Kopfschmerzen*, 42 über *Schwindel*, 9 über *Übelkeit*, Brechreiz und Erbrechen, 8 über Migräne, 7 über Ohnmachtsanfälle, 2 über Krampfanfälle, 5 über Gleichgewichtsstörungen, 7 über Flimmern vor den Augen, 2 über passageres Doppeltsehen, 6 über Strahlenkörperentzündungen, 6 über Ohrensausen, 2 über bitteren Mundgeschmack, 7 über Mund- und Zungenbrennen, 5 über Schlafstörungen, 5 über rheumatische Beschwerden, 5 über Ziehen im Kiefer mit Schmerzen, 8 über nervöse Störungen ..."

Schreib Dir Deine typischen Amalgam-Beschwerden auf.

Rat 5: Besprich Dich mit Deinem Arzt über den Verdacht auf Amalgamvergiftung. Er möge Dir eine genauere Untersuchung verordnen. Erst kürzlich habe ich folgende Überweisung auf einem Rp-Zettel, geschrieben von einem Ganzheitsmediziner, gelesen: Die Patientin Rosa Huber, geb. 4. 4. 44, leidet an vegetativer Dystonie – neurasthen. depr. Syndr. Verdacht auf Mikromercurialismus und Sn-Intoxikation. Ersuche um Harnuntersuchung (Hg und Sn) nach Dimaval-Gabe und Befund.

Rat 6: Eine Kopie dieser ärztlichen Überweisung schickst Du an ein Speziallabor mit der Bitte um

a) eine Anleitung für Untersuchung Harn 2 nach DMPS-Gabe

b) den entsprechenden Kunststoffbehälter für den Postversand

c) und der Zusicherung, daß die Laborkosten für Harn 2 auf Hg und Sn plus DMPS-Kapseln privat bezahlt werden (geschätzt S 1.700,-). Bemerkung: Wenn laut Befund eine schwere Vergiftung vorliegt, müßte man den Kostenersatz bei der Krankenkasse beantragen können.

d) Bitte um schriftlichen Befund und Beantwortung der Frage, ob Amalgam aus den Zähnen ausgebohrt werden soll (muß).

Folgend die Adressen für Speziallabors:

– Labor für Bio-Analytik, Univ.-Prof. DDr. Jörg Birkmayer, A-1090 Wien, Schwarzspanierstraße 15, Tel.: Wien: 420 23 67

– Univ.-Prof. Dr. Viktor Dostal, Facharzt für med. chem. Labordiagnostik, 1190 Wien, Saarplatz 9/1, Tel.: 36 24 72, 36 34 48.

– Dr. med. H. W. Schiwara, Dr. med. Winterfeld, Dr. med. Pfanzelt, Ärzte für Laboratoriumsmedizin, Straßburgerstraße 19, Postfach 10 35 31, D-2800 Bremen 1.

Statt der Harnuntersuchung kannst Du auch einen *Speicheltest* durchführen lassen.

Was ist das? Man kann überprüfen, ob beim Kauen giftige Schwermetalle von den Plomben (Amalgam) herausgelöst werden. Korrekt gelegte und unbedenkliche Amalgamfüllungen setzen nämlich keine giftigen Schwermetalle frei. Mit dem Test kann man feststellen, ob eine Gegengiftbehandlung notwendig ist.

Wie wird der Kaugummitest durchgeführt?

I. 2 Stunden vorher nichts essen, dann ca. 5 Milliliter Speichel im Gefäß I sammeln.

II. Mit den Amalgamplomben 10 Minuten lang zuckerfreien Kaugummi fest kauen. Speichel vom Anfang an im Mund sammeln. Ca. 10 Milliliter Speichel ins Gefäß II spucken.

So bin ich vorgegangen:

a) Eine Kopie der *ärztlichen Überweisung* (laut Rat 5) an ein Speziallabor schicken mit der Bitte

b) um eine *Anleitung* für Kaugummitest,

c) die entsprechenden *Kunststoffbehälter* für den Postversand (I und II).

d) die Zusicherung, daß die Laborkosten privat *gezahlt werden* (Speichel I und II – Quecksilberuntersuchung ca. S 1.100,-). Anmerkung: Wenn der Speichel giftig ist, kann bei der Krankenkasse um Ersatz der Kosten angesucht werden.

Nach Erhalt der Anleitung und der Behälter:

e) Speichel laut Anleitung einbringen und wegschicken mit der dreifachen Bitte:

Bitte Speichel I und II untersuchen nach *Quecksilber*,
einen schriftlichen *Befund* mit Werten

und die *Entscheidung*, ob die Amalgamplomben ausgebohrt werden sollen oder nicht.

Ich schickte mein Untersuchungsmaterial an das

Labor für Bio-Analytik
Univ.-Prof. Dr. Dr. Jörg Birkmayer
Schwarzspanierstraße 15
A-1090 Wien

Weitere Labors: Univ.-Prof. Dr. Dostal, oder in Bremen das Labor Dr. Schiwara.

f) Mit dem Befund zum Hausarzt gehen, wenn der Speichel giftig ist.

Anmerkung: Der *Harntest ist aussagekräftiger* als der Speicheltest. Man kann auch einschicken ohne Überweisung des Hausarztes, nur ist dann die Refundierung der Kosten durch die Krankenkasse schwieriger.

Rat 7: Wenn bei typischen Beschwerden die Amalgamvergiftung der Organe und des Blutes vom Labor schriftlich dokumentiert wurde und das Amalgam aus den Zähnen entfernt werden muß, dann gehst Du mit der Arztüberweisung und dem Laborbefund (mit dem Hinweis, daß Amalgam eliminiert werden muß) zum Zahnarzt oder ins Zahnambulatorium (davon haben wir hervorragend geführte) mit der Bitte, das Amalgam unter Kofferdamschutz und mit optimaler Absaugung (wegen der Dämpfe) auszubohren und durch ein Langzeitprovisorium aus lichtgehärtetem Kunststoff zu ersetzen. Pro Sitzung 1–2 Zähne ausbohren, alle 1–2 Wochen. In Deutschland zahlt dies die Krankenkasse bei entsprechenden Vergiftungserscheinungen. In Österreich muß der Chefarzt entscheiden. Die Höhe des Selbstbehaltes kenne ich nicht. Aber es gibt Fälle, wo der Patient mit den Ersatzansprüchen recht bekommen hat.

Beim Zahnarzt, wenn ausgebohrt werden muß:

Bei mir wurde folgendermaßen vorgegangen: ausbohren mit optimaler Absaugung, 1 Zahn pro Woche, neues Füllmaterial: lichtgehärtetes Composite (Praemolaren: Heliomar, Molaren: Brillant) als Lösung für mich, einem 52jährigen, der in einigen Jahren wahrscheinlich eine Kunststoffprothese brauchen wird. Meine Frau bekam nach dem Ausbohren des Amalgams Goldkronen, Porzellanbrücken und Composites. Meiner 24jährigen Nichte empfahl ich *Gold-Inlays* (sehr teuer), mein Sohn, 16 J., bekam als erste ganz kleine Plombe ebenfalls ein Composite, der jüngere Sohn, 14 J. hat noch keinen schadhaften Zahn.

Der beste Rat: Vollwerternährung, Süßspeisen nur nach dem Essen und viel Zähneputzen. *Tanten und Omas, die Zuckerl und Süßigkeiten zustecken, sollen gleich die Goldplomben mitliefern.*

Rat 8: Ist der Mund frei von Amalgam, auch unter den Goldkronen und Brücken darf kein Amalgam sein, ist der Mund weitgehend metallfrei (wegen der Allergieneigung während der Entgiftung), dann werden die Organe und das Blut mit Medikamenten entgiftet. Der Besuch eines Homöopathen oder eines Internisten oder eines Toxikologens oder eines Ganzheitsmediziners ist angeraten. Ob die Honorare die Krankenkasse bezahlt, ist mir unbekannt. Die tarifmäßigen Sätze müßten die Krankenkassen ersetzen.

Eine Liste mit den Ärzten und Zahnärzten (in Wien), die sich mit Ausschwemmungstherapien und der Amalgamsanierung befassen, habe ich vom Labor des Univ.-Prof. DDr. Jörg Birkmayer, 1090 Wien, Schwarzspanierstraße 15, erhalten.

Die Organ-Entgiftungskuren mit homöopathischen Mitteln, Selen-Substitution, Zink-Substitution, mit Dimaval oder DMSA bzw. Gegengiftspritzen dauert von $1/2$ bis 5 Jahre, je nach Vergiftungsgrad.

Ein beachtlicher Teil der Amalgamgifte bleibt trotzdem in den Organen zurück.

Rat 9: Ist die Entgiftung abgeschlossen und sind die inneren Organe, das Hirn, die Zahnwurzeln und Kiefer so gut wie möglich entgiftet und Hg, Sn, Cu und Ag ausgeschwemmt, dann kann eine teure definitive Zahnversorgung mit Gold bzw. Keramik erfolgen, weil die Kunststofffüllungen nur eine begrenzte Haltbarkeit haben (vorher Verträglichkeit testen lassen).

In manchen Fällen sind auch nach der Entgiftungskur die Kieferknochen und Zahnalveolen immer noch mit giftigen Schwermetallen kontaminiert, dann werden am besten die Zähne gezogen und (vorher) eine Kunststoffprothese eingepaßt. Auch aus diesem Grund empfiehlt es sich, nicht sofort nach dem Ausbohren einen teuren Zahnersatz zu applizieren.

Übrigens, den Grad der Entgiftung im Kiefer kann man feststellen in einem neuen Panoramaröntgen oder mittels Elektroakupunktur bzw. in einem extrahierten Zahn, der im Labor untersucht wird.

Frage: Bist nicht Du auch durch Amalgam krank geworden?

Antwort: Rat 10: Meine Nerven sind nicht mehr so belastbar, und ich habe viel leiden müssen. Die Nervenfasern, sind sie einmal durch verschiedene Faktoren geschädigt, können nicht mehr so harmonisch und klaglos arbeiten wie bei gesunden Menschen, daher kommt es zu nervlichen und psychischen Beschwerden sowie zu Organfunktionsstörungen.

Ich schätze die meinen Körper schwächenden Faktoren so ein:

Grad der Schwächung durch *folgende Faktoren:*

6 % Veranlagung, Schwächung durch Wasser- und Erdstrahlen.

7 % Ernährungsfehler, denaturierte Kost, kaum Fastentage, Nikotin als Passivraucher, Alkohol (auch wenig).

8 % Dauerstreß viele Jahre lang, zu wenig Entspannungsphasen im Beruf, Bewegungsmangel in frischer Luft, Hast, Eile.

9 % Zivilisationsschäden durch Fernsehen, Telefon, Auto, Computer, elektr. Strom, gestörter Biorhythmus, unbiologische Bauweisen der Gebäude und Wohnungen.

10 % Gift im Wasser, in der Luft, in der Ernährung, im Haushalt, in den Wohnungen (Formaldehyd, Dioxin, Lindan, Phosphate, ...).

25 % Mangelndes Gottvertrauen, Sorgen, Ärger, Kränkungen, Ehrgeiz, Ängste, negative Denkweise, Versuche der Selbsterlösung.

35 % Gift im Mund, vor allem Methylquecksilber und organ. Zinn, seit 40 Jahren ist mein Speichel 1250mal giftiger als das Trinkwasser als Höchstgrenze sein darf.

Frage: Wie erlangst Du Heilung?

Antwort: Rat 11: Ich lebe möglichst *ohne Gift.* Ganzheitsmediziner beraten und behandeln mich.

Lebe in *Harmonie mit der Schöpfung!* Ich studiere die Lebensregeln der *Heiligen Hildegard* von Bingen und versuche danach zu leben.

Bewußte Ernährung: viel Dinkelgetreideprodukte, viel Gemüse, Obst, Salate, wenig Rindfleisch, wenig Schaffleisch. Ich meide möglichst Zucker, Schokolade, Gebäcke aus Auszugsmehlen. Kein Schweinefleisch, keine Wurst, keine Genußmittel.

Nicht mehr als 40 Arbeitsstunden pro Woche. Viel Bewegung in *frischer Luft*.

Der beste Weg zur Gesundheit ist der *Fußweg*. Lebe mit der Natur!

Ich lege meine *Nerven in Gottes Hand*. Ich glaube fest daran, daß Jesus der Herr über mein Leben ist. Ich gehöre zu einer Gebetsgruppe, die den Heiligen Geist wirken läßt.

Reden ist Silber, *Singen ist Gold*!

Religiöse Literatur.

Rat 12: Pflege nur *gute Gedanken* – positiv denken!
Des Morgens bet zu deinem Gott,
des Mittags iß vergnügt dein Brot,
des Abends denk an deinen Tod,
des Nachts verschlafe deine Not.

Und bitte nicht vergessen:
Prof. Dr. A. Stock: „Jeder, der Amalgam trägt, ist mehr oder weniger quecksilbervergiftet."

Doz. Dr. med. habil. M. Daunderer: „Amalgam ist definitionsgemäß Sondermüll im Mund."

Die alten Amalgame sind in Österreich seit 1. 10. 1990 verboten (Amalgamverordnung lt. Medizin populär 11/12 90, S. 12).

WER ZAHLT DEN SCHADEN?

Ich reichte die erste Rechnung, Honorarnote für das Labor, an meine Krankenkasse ein und bekam am 29. 1. 1991 folgende Ablehnung:

Betrifft: Honorarnote von Herrn Univ.-Prof. DDr. Jörg Birkmayer, Wien
Bezug: Ihr Schreiben vom 12. 12. 1990

Sehr geehrter Herr Kollege Felbermayr!

Bezugnehmend auf das o. a. Schreiben teilen wir Ihnen mit, daß seitens der OÖ. LKUF weder für eine sogenannte Amalgam-Therapie noch für die Honorarnote von Herrn Univ.-Prof. DDr. Jörg Birkmayer, FA für Labormedizin, Wien, in Höhe von S 1.620,– eine Kassenleistung vorgesehen ist.

Die eingereichte Honorarnote bleibt somit unberücksichtigt.

In der Beilage übermitteln wir Ihnen eine Aufstellung über die derzeitig gültigen Tarife für prothetische Zahnbehandlung. Die angeführten Tarife werden max. mit 90% rückerstattet.

In diesem Zusammenhang weisen wir darauf hin, daß Sie den Zahnbehandler Ihrer Wahl und Ihres Vertrauens aufsuchen können. Diesbezügliche Empfehlungen können wir nicht abgeben.

Wir bitten um Ihr Verständnis.

Mit freundlichen Grüßen zeichnet

der Direktor

Am 4. Februar 1991 richtete ich einen *Brandbrief* an meine

Krankenkasse

Letztlich erwies sich meine Krankenkasse als kulant. Nach Vorliegen *aller medizinischen Befunde* zahlte die Krankenkasse den größeren Teil der Arzt- und Laborkosten. Für diese Kulanzleistungen bin ich sehr dankbar.

Der größte Schaden aber blieb mir: eine zerstörte Gesundheit, ein gestörtes Leben mit Beschwerden, eine zerstörte berufliche Karriere und hohe Selbstkosten für in Österreich nicht anerkannte Naturheiler, Naturheilverfahren, Präparate, Diäten, Bücher, Spesen, Verdienstentgänge, Schmerzensgeld. . .

Schadenersatzforderungen

Angeregt durch das Patienteninformationsblatt aus dem TOX-CEN-TER in München „Amalgam-Entschädigung" unternahm ich einige erste Schritte bezüglich Wiedergutmachung und stellte die Frage nach der Verantwortlichkeit. Ich dachte mir: Wenn die Mediziner um die Gefahren des quecksilberhältigen Amalgams wissen, die Gesundheitspolitiker das umstrittene Zahnflickmaterial erlauben, dann sind doch die Politiker letztendlich verantwortlich.

In dieser Meinung schrieb ich mehrere Anfragen mit ähnlichem Inhalt an kompetente Stellen:

an den Herrn Landeshauptmann bzw. den Gesundheitsreferenten, (siehe Anh.),
an das ÖVP-Bürgerservice,
an das Bezirksgericht,
an die Zahnärztliche Schlichtungsstelle,
an die Arbeiterkammer,
an die Gewerkschaft Öffentlicher Dienst,
an die Rechtschutzversicherung,
an die Konsumenteninformation,
an das Umweltministerium,
an das Bundesministerium für Gesundheit.

Es ist nicht möglich, das umfangreiche Material zu veröffentlichen. Zur Grundinformation der Leser greife ich *einige Briefe* heraus:

Brief an Herrn Landeshauptmann

An Herrn
Landeshauptmann
Dr. Josef Ratzenböck
Landhaus
4020 Linz

Umweltschutz für den Körper

Bezug: Landesparteizeitung „Eine Milliarde für die Umwelt"

Anfrage betreffend Amalgamvergiftung durch Zahnplomben, Schadenersatz

Sehr geehrter Herr Landeshauptmann!
Sollte ich einem Auto beim Einparken einen Kratzer anhängen oder gar einem Kind eine Ohrfeige verabreichen, so würde ich, auch wenn keine Ge-

sundheitsfolgeschäden nachweisbar wären, zu Schadenersatz bzw. Schmerzensgeld veranlaßt, eingeklagt und verurteilt werden.

Mir wurde großer Schaden zugefügt, und ich verlange Schadenersatz, denn in meinen inneren Organen liegt Gift gespeichert, hochgiftige Schwermetalle; der Facharzt spricht von *„Gift im Mund"* und der Toxikologe von *„Sondermüll im Mund"*.

In der ÖVP-Landesparteizeitung lese ich *„Eine Milliarde für die Umwelt . . .* 1991 . . . mehr als eine Milliarde Schilling für den Umweltschutz . . . 50 Altstoffsammelzentren im ganzen Land . . . Müllberg verkleinert . . . Traun wurde wieder saniert und hat seit 1990 wieder Badewasserqualität."

Wichtiger als das Traunwasser ist mir *mein Speichel*, der jahrzehntelang vergiftet war, wichtiger als Altstoffsammelzentren sind mir *meine Leber, meine Nieren, mein Gehirn*; in diesen Organen ist gegenwärtig ungeheuer viel *Quecksilber, Zinn, Silber und Kupfer eingelagert*.

Bitte helfen Sie mir, die *Sondermülldeponie* in meinem Körper zu entgiften. Fachärzte (Dr. med. habil. Max Daunderer, München, Univ.-Prof. Dr. Dr. Jörg Birkmayer, Wien, Prof. Dr. Th. Till, Wien) helfen mir, aber niemand will die Privathonorare bezahlen. Mir verbleiben *hohe Selbstbehalte*. Die Schwermetall-Entgiftung und eine geplante Operation mit Schwermetallausräumung aus den Kieferknochen, werden mich finanziell schwer belasten.

Und da lese ich bei der ÖVP, der ich schon jahrzehntelang angehöre: „Eine Milliarde für die Umwelt".
Bitte, mein Blut, mein Harn, mein Speichel, meine inneren Organe gehören doch auch zur Umwelt! Oder?

Meine bisherigen Versuche, von den beratenden Institutionen, der Standesvertretung und der Krankenkasse die vollen Finanzierung der Amalgam-Therapie zu erhalten, blieben erfolglos.

So wende ich mich an Sie, sehr geehrter Herr Landeshauptmann und an Ihre Umweltschutzeinrichtungen der Landesregierung mit der Bitte, sich um meinen *„Umweltschutz-Fall"* anzunehmen.
Denn ich will wieder ganz gesund und arbeitsfähig werden.
Eine Reihe von Befunden kann ich gerne nachreichen, wenn sie gebraucht werden.

Meine schwierige Situation:
Durch die Beschaffenheit von *Amalgam* (alte Mischung vor dem 1. Oktober 1990) und durch nachweislich *falsches Verlegen* der Amalgamplomben durch den Behandler (ohne Unterlage) wurde und wird mir seit 4 Jahrzehnten schwerer *gesundheitlicher Schaden* (Schmerzen, Krankenstände, Teillehrverpflichtungen, Krankenhausaufenthalte, . . .) verbunden mit *finanziellen Belastungen* (von der Krankenkasse nicht rückerstattete Honorar- und Me-

dikamentenkosten, Diäten, Fahrten zu Experten, Verdienstentgänge, . . .) sowie *berufliche Probleme* (Krankenstände, teilw. dienstunfähig, Abbruch der beruflichen Karriere, . . .) zugefügt.

Der deutsche Experte Dozent Dr. med. habil. Max Daunderer, München, Weinstraße, Internist, Toxikologe und Präsident des TOX-Center in München, behandelt mich und gab mir ein Patienteninformationsblatt „Amalgam-Entschädigung" (siehe Beilage).

Ich möchte *Schadenersatz einfordern*, weiß aber nicht, ob in Österreich die Gesetzeslage ähnlich günstig liegt wie in Deutschland, daher meine Anfrage.

Kurz mein *Sachverhalt*: Nachweislich krank seit 1979: Gastritis, Refluxoesophagitis, Neurasthenie, Depressionen, vegetatives Erschöpfungssyndrom, . . .

Labormediziner in Österreich und in Deutschland (4 Befunde liegen vor), Internisten in Österreich und Deutschland (Befunde liegen vor), ein Toxikologe in Deutschland (klinisch-toxologischer Befund liegt vor) und Zahnmediziner (österr. Gutachten und Facharztbefund liegen vor) haben herausgefunden, daß all meine Beschwerden und Krankheiten neurologischer, immunologischer und interner Art von einer labormäßig eindeutig nachgewiesenen, chronischen und hochgradigen Schwermetallvergiftung (chron. Mikromerkurialismus und Sn-, Cu-Intoxikation) her stammen, eindeutig hervorgerufen (mehrmalige Speicheluntersuchungen in Wien und Bremen) durch Amalgam in den Zähnen und durch mangelhafte Applikation der Zahnplomben (im Panoramröntgen eindeutig feststellbar).

Ich habe den Streit der Krankenkassen gegen die Toxikologen in der wissenschaftlichen Literatur mitverfolgt. Die neue Amalgamverordnung des Bundesministeriums wurde in Medizin Populär 11/12–90 angedeutet. Zitat: „Seit 1. 10. 1990 ist in Österreich die sogenannte Amalgamverordnung in Kraft. Nach dieser Verordnung darf nur mehr Amalgam der Non-Gamma-2-Gruppe vertrieben und verarbeitet werden." Eine dreifache Schädigung durch die alten Amalgame wird in diesem Organ der Ärzteschaft angedeutet. Zitat: „Durch Ersatz der Zinn-Quecksilberverbindungen (Gamma 2) durch eine Kupfer-Zinnverbindung (*quecksilberfrei*) ist bei diesen Amalgamen die Quecksilberbelastung der Patienten auf ein Minimum reduziert. Darüber hinaus sollen die Non-Gamma-2 Amalgame durch ihre größere *Korrosionsresistenz* Vorteile durch eine geringere *Ionenabgabe* besitzen."

An genau diesen drei gesundheitsschädigenden Nachteilen der alten Amalgame hatte und habe ich zu leiden, nämlich:

hohe *Quecksilberbelastung*: mein Speichel war etwa 40 Jahre lang 1250mal giftiger als Trinkwasser sein darf (lt. Laborbefund, WHO-Obergrenze für Quecksilbergehalt im Trinkwasser);

ständige Abgabe von Schwermetallen durch *Korrosion:* schwere Irritationen im Gastrointestinaltrakt, pH-Wert Verschiebung im Speichel, Blut, Harn, Stuhl; acidophiles Milieu; Herauslösung von Hg, Cu, Sn, Zn, ... Schwermetallbelastung im Labor festgestellt;

Ionenabgabe: im Dentin der Zahnwurzeln, in den Alveolen, in Schleimhaut und Kieferknochen sind sehr giftige Schwermetalle röntgenologisch und labormäßig feststellbar (Methylquecksilber, hochtoxisches, organisches Zinn); Befunde liegen vor.

Das umfangreiche Beweismaterial (klinisch-toxikologische Gutachten, Röntgenologen-, Zahnarzt- und Internistenbefunde) liegt vor.

Die Zeitschrift „Medizin Populär" gibt indirekt zu, daß die neuen Amalgame besser sind und die alten zu verbieten waren.

Hat dieser Sachverhalt für mich rechtliche Konsequenzen?

Bitte beantworten Sie mir möglichst schriftlich folgende Fragen:

1. Frage: Kann ich in meinem Fall das Produkthaftungsgesetz anwenden und die Amalgam-Erzeugerfirma bzw. deren Haftpflichtversicherungen um Schadenersatz einklagen?

2. Frage: Kann ich den Zahnbehandler, der die Plomben nachweislich falsch gelegt hat (ohne Phosphatzemente bzw. Kalciumhydroxid-Unterlagen), bzw. seine Haftpflichtversicherung um Schadenersatz einklagen?

Hat eine solche *Schadenersatzklage in Österreich Aussicht* auf Erfolg?

3. Frage: Kann man das Arzneimittelgesetz für meine Schadenersatzforderungen heranziehen?

4. Frage: Daß ich jahrzehntelang die ab 1. 10. 1990 verbotenen Amalgame, also Gift in den Mund gelegt bekam, das muß doch für den/die Schadensverursacher rechtliche Konsequenzen haben. Oder?

Ärzte haben mir Gift in den Mund gelegt, ich erleide dadurch schwere Schäden und verlange Schadenersatz, wie ihn jeder Autofahrer wegen eines Kratzers an der Karosserie und jeder Vater wegen einer Ohrfeige, die sein Kind vom Erzieher bekommen hat, mit Erfolg stellen kann, und ich werde mich bei meinen Forderungen bescheiden verhalten.

Im voraus besten Dank für Ihre Mühe.

Mir vorzüglicher Hochachtung

(Herbert Felbermayr)

Brief der Kammer für Arbeiter und Angestellte

Amalgamvergiftung – Schadenersatzforderung

Sehr geehrter Herr Konsulent Felbermayr!

Wir nehmen Bezug auf Ihre Anfrage, ob Sie jemanden wegen Ihrer schweren gesundheitlichen Schäden, welche laut ihren Angaben auf die Verwendung von Amalgam bzw. auf mangelhafte Applikation der Zahnfüllungen zurückzuführen sind, zur Verantwortung ziehen können.

Vorweg ist anzuführen, daß die schadenersatzrechtliche Verantwortlichkeit nach dem *Produkthaftungsgesetz* nur bei Schäden durch Produkte greift, die nach dem Inkrafttreten dieses Bundesgesetzes, also nach dem 1. Juli 1988, in den Verkehr gebracht worden sind (§ 19). Es handelt sich hierbei um eine verschuldensunabhängige Haftung, gemäß derer der Unternehmer, der das Produkt herstellt und in den Verkehr gebracht hat, oder der inländische Unternehmer, der es zum Vertrieb in das Inland eingeführt hat, für den Ersatz des Schadens haftet (§ 1 Abs. 1 Z. 1 und Z. 2). Unter Umständen haftet jeder Unternehmer, der das Produkt in den Verkehr gebracht hat, und zwar dann, wenn der Hersteller oder der Importeur nicht festgestellt werden kann, jedoch nur, wenn er dem Geschädigten nicht in angessener Frist den Hersteller bzw. den Importeur oder denjenigen nennt, der ihm das Produkt geliefert hat (§ 1 Abs. 2). Sollten Sie die Einbringung einer Klage in Erwägung ziehen, möchten wir sie darauf hinweisen, daß Sie als Kläger alle Anspruchsvoraussetzungen, die Sie behaupten, auch zu beweisen haben. Konkret bedeutet das, daß Sie in Entsprechung der Bedingungstheorie nachweisen müssen, daß Ihre gesundheitliche Schädigung nicht eingetreten wäre, wäre das Produkt nicht fehlerhaft gewesen. Ein Produkt gilt im übrigen nur dann als fehlerhaft, wenn es nicht die Sicherheit bietet, die man unter Berücksichtigung aller Umstände zu erwarten berechtigt ist. Allein deshalb, weil später ein verbessertes Produkt in den Verkehr gebracht worden ist, kann ein Produkt nicht als fehlerhaft angesehen werden (§ 5). Wenn der Hersteller oder der Importeur jedoch nachweisen kann, daß der Fehler auf eine Rechtsvorschrift oder behördliche Anordnung zurückzuführen ist, der das Produkt zu entsprechen hatte, oder die Eigenarten des Produkts nach dem Stand der Wissenschaft und Technik zu dem Zeitpunkt, zu dem es der in Anspruch Genommene in den Verkehr gebracht hat, nicht als Fehler erkannt werden konnten, oder – wenn der in Anspruch Genommene nur einen Grundstoff oder ein Teilprodukt hergestellt hat – der Fehler durch die Konstruktion des Produkts, in welches der Grundstoff oder das Teilprodukt eingearbeitet worden ist, oder durch die Anleitungen des Herstellers dieses Produkts verursacht worden ist, ist er von der Haftung befreit (§ 8). Wir verweisen diesbezüglich auf den in der Testzeitschrift „Konsument" im Juli 1990 erschienenen Artikel „*Amalgam – Zeitbombe Zahn*" und übermitteln Ihnen in der Anlage diesen Bericht. Insgesamt betrachtet, ist unserer Ansicht nach ein Prozeß, in welchem bei der Geltendmachung des Schadenersatzanspruches auf das Produkthaftungsgesetz abgestellt wird, mit einem *großen Risiko* verbunden.

Zur Klärung Ihrer Frage, ob eine Klage auf Schadenersatz gegen den behandelnden Dentisten, welcher laut Ihren Angaben die Füllungen ohne Unterlagen gelegt hat, sinnvoll ist, ist die Beibringung eines *Gutachtens, eines gerichtlich beeideten medizinischen Sachverständigen* mit dem Ergebnis erforderlich, daß die Behandlung fehlerhaft durchgeführt worden ist. Erst bei Vorliegen eines für Ihre Annahme sprechenden Gutachtens hat die Geltendmachung der Forderung Aussicht auf Erfolg, wobei zu berücksichtigen ist, daß Sie zum einen beweisen müssen, daß der von Ihnen behauptete Schaden vom behandelnden Dentisten verursacht worden ist, das heißt, daß die Schädigung nicht eingetreten wäre, wäre die Behandlung auf eine andere Art und Weise durchgeführt worden. Zum anderen *trifft Sie die Beweislast*, daß der Schaden adäquat herbeigeführt worden ist, also daß seine Ursache ihrer allgemeinen Natur nach für die Herbeiführung eines derartigen Erfolges nicht als völlig ungeeignet erscheinen mußte und nicht nur infolge einer ganz außergewöhnlichen Verkettung von Umständen zu einer Bedingung des Schadens geworden ist. Auch obliegt Ihnen der Nachweis, daß der Dentist zumindest *leicht fahrlässig gehandelt hat,* das heißt, daß das Verhalten auf einem Fehler beruht, den gelegentlich auch ein sorgfältiger Arzt mit der gleichen Qualifikation macht (§ 1295 ff. ABGB). Sollte tatsächlich gegen den Dentisten ein Schadenersatzanspruch bestehen, diesen also die Schadenersatzpflicht treffen, dann ist die eventuell bestehende Haftpflichtversicherung zur Übernahme der Leistung verpflichtet. Diese Pflicht zur Zahlung besteht jedoch auch nur unter der Voraussetzung, daß dieses Risiko im betreffenden Versicherungsvertrag gedeckt ist. Bezahlt wird dann der Betrag in Höhe des nachgewiesenen Schadens, höchstens aber bis zu der in der Polizze genannten Deckungssumme für Personenschaden. Wie nun auch für Sie ersichtlich sein dürfte, haben Sie bei gerichtlicher Geltendmachung von schadenersatzrechtlichen Ansprüchen ebenfalls eine nicht außer Acht zu lassende *Gefahr des Prozeßverlustes* zu tragen.

Nicht möglich ist es jedenfalls, den Schadenersatz aus dem *Arzneimittelgesetz* zu begründen.

Hinsichtlich Ihrer Anfrage, ob jahrzehntelange Applikationen von Amalgam, welches ab dem 1. 10. 1990 verboten ist, dem Verursacher zugerechnet werden können, verweisen wir auf unsere obigen Ausführungen. Voraussetzung für eine positive Beendigung eines Prozeßes ist auch in diesem Fall, daß Ihnen der Beweis gelingt, daß schuldhaft gehandelt worden ist. Schuldhaftes Verhalten kann jedenfalls nur dann vorliegen, wenn gegen besseres Wissen Material verwendet wird, das gemäß Verordnung oder sonstiger Vorschriften nicht zugelassen ist. Sicher trifft dies nicht für die Zeit vor dem 1. 10. 1990 zu.

Wir hoffen, daß wir zur Klärung Ihrer Anfrage beitragen konnten. Wir stehen auch in Zukunft gerne für Auskünfte zur Verfügung.

Mit freundlichen Grüßen

Brief der Versicherung

Sehr geehrter Herr Felbermayr!

Von unserer Filialdirektion Oberösterreich wurden uns Ihre Unterlagen zur weiteren Bearbeitung weitergeleitet; diese Angelegenheit würde prinzipiell *unter Versicherungsschutz fallen.*

Um jedoch zur Kostenübernahme Stellung nehmen zu können, ersuchen wir um nähere Informationen, insbesonders um Übersendung der von Ihnen angeführten Belege.

Weiters ersuchen wir um Bekanntgabe welchen Anwalt Sie mit Ihrer Vertretung betrauen möchten, da die Durchsetzung Ihrer Ansprüche durch einen Rechtsanwalt notwendig sein würde.

Mit der Bitte um Kenntnisnahme zeichnen wir

Mit freundlichen Grüßen

Brief des Bundesministeriums

Betreff: Ihr Schreiben vom 29. 3. 1992
Geltendmachung von Kosten einer Zahnsanierung
auf Grund einer Amalgamschädigung

In Beantwortung Ihres an den Herrn Bundesminister gerichteten Schreibens vom 29. 3. 1992, welches der Gruppe Konsumentenschutz zur Beantwortung übergeben wurde, teilen wir mit, daß die Ablehnung der Unterstützung bei der Geltendmachung von Schadenersatzansprüchen unter dem Gesichtspunkt des *sparsamen und effizienten Einsatzes öffentlicher Mittel* erfolgte. Diese Ablehnung bedeutet aber keinesfalls eine allgemeine negative Beurteilung der Erfolgsaussichten einer prozessuellen Geltendmachung Ihrer potentiellen Schadenersatzansprüche.

Bezugnehmend auf Ihre Fragen stellt sich die rechtliche Situation wie folgt dar:

Schadenersatzansprüche könnten einerseits aus dem Titel der Produkthaftung und andererseits auf Grund des Allgemeinen Schadenersatzrechtes geltend gemacht werden.

1. *Das Produkthaftungsgesetz 1988* wird in Ihrem Fall wohl kaum einen Anwendungsbereich finden, da

a) dieses nur für Produkte Geltung hat, die nach dem Inkrafttreten dieses Gesetzes am 1. Juli 1988 in Verkehr gebracht wurden,

b) auf Grund des § 8 PHG (Produkthaftungsgesetz) eine Haftung für Produkte, die nach dem Stand von Wissenschaft und Technik – wie er beim Inverkehrbringen gegeben war – ohne Sorgfaltswidrigkeit als ungefährlich beurteilt wurden, rückwirkend nicht begründet werden kann.

Wenn Ihre Amalgamplomben also vor dem 1. Juli 1988 verlegt worden sind, so findet das Produkthaftungsgesetz keine Anwendung.

2. Was das *Schadenersatzrecht* anlangt, so ist nach den Prinzipien des österreichischen Allgemeinen Schadenersatzrechts zu überprüfen, ob der Schaden überhaupt von jemand anderem rechtwidrig und schuldhaft verursacht worden ist.

Das heißt zunächst, es muß ein *ursächlicher Zusammenhang* zwischen dem eingetretenen Schaden und einem bestimmten Verhalten einer anderen Person bestehen. Diesen ursächlichen Zusammenhang muß der Geschädigte beweisen.

Auf Ihre Problemstellung bezogen ergibt sich also, daß zunächst von Ihnen der Beweis erbracht werden müßte, daß Ihre Krankheiten und Beschwerden auf die Amalgamfüllungen zurückzuführen sind.

Liegt die Schadensursache in der Art des verwendeten Amalgams und nicht in der Art seiner Verarbeitung durch den Dentisten, müßte weites eine *Rechtswidrigkeit* der Verwendung des eingesetzten Dental-Amalgams gegeben sein. Die Verwendung von *Dental-Amalgam* das nicht der „Dental-Amalgam-Verordnung" (BGBl. Nr. 576/1990) entspricht, *wäre erst ab dem Inkrafttreten dieser Verordnung am 1. Oktober 1990 rechtswidrig.* Zuvor gab es keinerlei Bestimmungen über die Zusammensetzung von Dental-Amalgamen.

Bei Geltendmachung von Schadenersatzansprüchen gegen Ihren Dentisten müßte sich dessen Behandlungsweise als sorgfaltswidrig (d. h. nicht den Regeln der ärztlichen Kunst entsprechend) und sein *Verschulden* an dieser Sorgfaltswidrigkeit erweisen.

3. Eine Haftung nach dem österreichischen *Arzneimittelgesetz* kommt nicht in Betracht, da in Österreich in diesem Gesetz – *im Gegensatz zum deutschen Recht* – *keine Haftungtatbestände vorgesehen sind.*

Unter Berücksichtigung all dieser Umstände, der schwierigen Beweissituation und auf Grund der in der „klassischen Medizin" vorherrschenden Meinung der allgemeinen Unschädlichkeit vom Amalgam wurde von einer Unterstützung von Schadenersatzansprüchen Abstand genommen.

Wien, am 22. Mai 1992
Für den Bundesminister
S c h u s t e r

Brief an das Gesundheitsministerium

Betreff: Mein Schreiben vom 29. 3. 1992
Geltendmachung von Kosten einer Zahnsanierung
auf Grund einer Amalgamschädigung

Bezug: Ihre Antwort vom 22. 5. 1992

Sehr geehrter Herr Bundesminister!

Ich danke für Ihren Brief vom 22. 5. 1992.

Über die rechtliche Absicherung der Gesundheitsbehörden haben Sie ausführlich geschrieben.

Ich bitte aber sehr, auch meine weiteren Fragen zu beantworten:

2. Frage: Bitte nennen Sie mir jene international anerkannte *wissenschaftliche Abhandlung* neueren Datums, die die Unbedenklichkeit des Amalgams dokumentiert. Ich kenne 14 Universitätsprofessoren und Dozenten der internat. Medizinwissenschaft, die das Dental-Amalgam als bedenklich bis hochgiftig bezeichnen und dies experimentell nachweisen konnten.

ad Frage 2: Herr Minister für Konsumentenschutz, Sie sind doch Arzt, Internist! Können Sie als sozialdemokratischer höchstrangiger Konsumentenschützer diese *Zweiklassenmedizin* zulassen?

4. Frage: Und was ist, wenn ich die Ursachen *nachweisen* kann? Nach Kauen mit den Amalgamplomben war der Speichel im Mund hochgiftig. 1000mal giftiger als Trinkwasser sein darf! Zahnbein, Harn hochvergiftet! Laborbefunde liegen vor.

Sehr geehrter Herr Bundesminister: Als meinen höchstrangigen Konsumentenschützer bitte ich um Ihren persönlichen Schutz und um die schriftliche Beantwortung meiner Fragen.

Mit bestem Dank im voraus und vorzüglicher Hochachtung

Herbert Felbermayr

(Anmerkung d. A. am 18. August 1992: bisher keine Antwort.)

Brief an das Test-Magazin der Konsumenteninformation

Im Magazin im Juli 1990 mit der Titelseite „Amalgam: Zeitbombe Zahn" werden bemerkenswerte Aussagen gemacht (Seiten 14–17).

Seite 14
Zitat: *„Bevor in den USA ein Toter verbrannt wird, müssen ihm die Amalgamfüllungen (Quecksilber!) entfernt werden."*

Mein Kommentar: Giftige Schwermetalle, die ich mit den Amalgamplomben 40 Jahre lang im Mund hatte, dürfen in den USA nicht in die Luft geblasen werden.

Zitat: „In Österreich fällt seit 1989 *ausgebohrtes Amalgam in die Kategorie ,Sondermüll'!"*

Mein Kommentar: Also lag in meinen Zahnlöchern 40 Jahre lang Sondermüll, vom Mundspeichel umspült.

Zitat: „Etwa *80 % der Österreicher* – so schätzt man bei der ÖGUSSA – sind mit Amalgam versorgt. Pro Jahr sind das etwa 7 Millionen Füllungen."

Mein Kommentar: In einem Jahr legen die Zahnärzte also etwa 7 Millionen Portionen Sondermüll in die Münder der Österreicherinnen und Österreicher.

Zitat: *„ . . . es geht also ums Geld."*

„Der Materialwert einer . . . mittelgroßen Plombe (Amalgam) beträgt etwa 4–7 Schilling. Markenlose Produkte unterbieten diesen Preis noch um einiges. Der Materialwert für eine entsprechende Kunststoff-Füllung liegt . . . etwa zwischen 14 und 20 Schilling, der für Gold . . . zwischen 72 und 210 Schilling."

Mein Kommentar: Als Patient mußte ich für eine oben genannte Amalgam-Plombe 337 Schilling, das gleiche Loch mit Kunststoff versorgt 1400 Schilling und in Gold 6900 Schilling pro mittelgroßes Inlay bezahlen. Nun eine schätzungsweise Hochrechnung: 7 Millionen o. g. Amalgam-Plomben kosten den Krankenkassen Österreichs ca. 2,4 Milliarden. Die gleichen Zahnfüllungen in Kunststoff würden 9,8 Milliarden kosten. Das heißt, wenn man alle kariösen Zähne in Österreich mit Composites versorgen müßte, würde das den österreichischen Krankenkassen pro Jahr 7,4 Milliarden Schilling mehr kosten als die Versorgung mit Amalgam.

Zitat: „Unbestritten ist, daß etwa 0,1 % aller Patienten *allergisch auf Amalgam reagieren.* Es gibt Menschen, deren Gesundheit aller Wahrscheinlichkeit nach durch Quecksilber aus Amalgamfüllungen geschädigt wurde."

Mein Kommentar: Der Verfasser unterscheidet nicht zwischen *Allergie und Vergiftung.* Beides ist durch eine Vielzahl von Fällen in der medizinischen Fachliteratur dokumentiert. In den Prozentzahlen irrt der Verfasser: Nicht jeder 1000ste Mensch reagiert allergisch auf Amalgam, sondern 16 %, also jeder sechste. Vergiftungsunfälle sind tatsächlich wenige nachgewiesen, weil sich die Amalgam-Quecksilber-Vergiftung langsam einschleicht. Das ist leicht zu erklären: Wer läßt schon wegen fallweiser Kopfschmerzen oder Magenbeschwerden einen teuren Schwermetall-Test durchführen, den keine Krankenkasse in Österreich bezahlt?

Meine Amalgamplomben machten 29 Jahre keine Beschwerden. Auf meinem darauffolgenden elfjährigen Leidensweg kam niemand auf die Idee, daß mein Quecksilber im Mund giftig sein könnte. Und nach 40 Jahren Amalgam in den Zähnen, also nach 40 Jahren Gift im Mund, zeigten alle Befunde (Harn, Stuhl, Speichel, Zahnwurzeln) weit überhöhte Schwermetallwerte. Im März 1991 zum Beispiel war mein Speichel hochgiftig: 625 ug/l Quecksilber. Trinkwasser darf laut Weltgesundheitsorganisation nur 0,5 ug/l Quecksilber enthalten. Das heißt, mein Speichel war 1250mal giftiger als Trinkwasser sein darf. Pro Tag habe ich etwa 2–3 Liter vergifteten Speichel geschluckt, der meinem Verdauungstrakt und in weiterer Folge den Organen und den Nervensystemen geschadet hat, vierzig Jahre lang. Trinkwasser mit so hohen Schwermetallwerten müßte sofort gesperrt werden.

Zitat: „Träger von Amalgam-Füllungen haben keine erhöhten Quecksilberspiegel, weder im Blut noch im Urin ... mit keinerlei gesundheitlichen Risiken für den Patienten ..."
Mein Kommentar: Der Autor irrt, was ich mit meinen vier Laborbefunden aus Wien und Bremen beweisen kann. Ich war Amalgamträger und hatte weit überhöhte Quecksilberwerte in Blut und Urin.

Seite 15
Zitat: „..., daß die umstrittenen Amalgamfüllungen meßbar zur *Gesamtbelastung der Bevölkerung mit Quecksilber beitragen;* die Menge entspricht etwa dem Quecksilber aus Fischprodukten in der Nahrung."
Mein Kommentar: Man gibt also eine Gift-Belastung des Körpers durch Amalgam zu. Aber die freiwerdende Giftmenge entpricht keinesfalls der Menge aus Fischprodukten. Hier irrt der Autor. In meinem Fall übersteigt die giftige Quecksilberbelastung durch Amalgamplomben die Menge aus Fischprodukten um das etwa 100fache. Dazu kommt, daß ich nur ganz selten Fische esse. Die Belastung meines Spontanhares: 498 ug/l. Der Normbereich auch für Fischesser liegt bei 5 ug/l Harn.

Zitat: „... der Münchner Toxikologe Dr. Max Daunderer ... was den einen in winzigsten Spuren schädigt, wird vom anderen in extremen Mengen vertragen."
Mein Kommentar: Ja, ähnlich wie beim Rauchen: dem einen wird im verrauchten Bahnabteil schlecht, und er bekommt Kopfweh vom Passivrauchen, der andere raucht eine halbe Million Zigaretten und wird bei voller Gesundheit 80 Jahre alt. Es wäre aber ein Irrtum zu meinen, daß Rauchen unschädlich sei. Ähnlich liegt der Sachverhalt beim Amalgam.

Zitat: „Quecksilber ist ein flüssiges Schwermetall, das, wenn es in metallischer Form verdampft und eingeatmet wird, besonders gefährlich ist." ... „Organische Verbindungen, das ist unbestritten, sind hochgiftig."
Mein Kommentar: Das weiß jeder Gymnasiast, warum aber verschweigt der Autor, daß vom Mundspeichel andauernd kleine Mengen von Gift aus den Zahnplomben herausgelöst werden?

Seite 16

Zitat: „Der Austausch der Amalgamplomben durch ein anderes Material kann, muß also nicht die Belastung verringern."

Mein Kommentar: Das ist ein Irrtum. Nachdem alle meine Amalgamplomben ausgebohrt waren, befanden sich die Laborwerte für Quecksilber weit unter den früheren Werten. Das trifft für alle Patienten zu: Wenn die Giftquellen im Mund eliminiert sind, gibt es keinen Giftnachschub mehr. Die Menge der giftigen Metalle im Spontanspeichel und im Spontanharn liegt bei allen Patienten tiefer als früher. Die Laborwerte nach Antidotbehandlung und Ausschwemmung der Organdepots darf man nicht vergleichen.

Zitat: „Ganz abgesehen davon, daß gerade beim *hochtourigen Ausbohren vermehrt Hg-Dampf frei und vom Patienten eingeatmet wird.*"

Mein Kommentar: Das ist kein Grund, untätig zu sein. Warum schreibt der Autor nicht, daß das Amalgam nur ohne hochtourige Turbinenbohrer, mit Kofferdam-Schutz und optimaler Absaugung ausgebohrt werden darf? Manche Zahnärzte bohren nur mit Gasmaske Amalgamplomben heraus und wechseln täglich den Filter. Auf meinem Leidensweg haben sich einige Zahnärzte geweigert, Amalgam auszubohren, wenn ich nicht sofort Gold-Inlays oder Keramikbrücken (pro Zahneinheit 6000–8000 Schilling) legen ließe.

Zitat: „*DMPS* ist in Österreich wegen seiner schweren Nebenwirkungen nicht als Arzneimittel zugelassen."

Mein Kommentar: Diese Aussage verstehe ich nicht. Ich habe mir die Medikamentenbeschreibung aus einer Münchner Apotheke schicken lassen. Dort steht: „Nebenwirkungen: In Einzelfällen können Hauterscheinungen auftreten, die nach Absetzen des Präparates reversibel sind."

In den UdSSR hat man schon jahrzehntelang Erfahrung mit diesem Gegengift. In Deutschland wird es mit Erfolg verwendet, und in Wien bei Vergiftungsfällen eingesetzt. Natürlich muß das Präparat von einem erfahrenen Internisten oder Toxikologen verordnet werden.

Zitat: „ . . . identifizierte er die angebliche Amalgamunverträglichkeit . . . als psychosomatische Störung."

Mein Kommentar: Herr Autor, bitte, warum so einseitig? Natürlich ist bekannt, daß die Ursachen für Nervenschädigungen (Kopfschmerzen, Neurasthenie, vegetative Dystonie, Depressionen, Erschöpfungszustände, Entzündungen im Gastro-Intestinaltrakt, Schlafstörungen ...) vielfältige sein können: falsche Ernährung, berufliche Überbelastung, Streitigkeiten, Streß, falscher Biorhythmus, psychosomatische Störungen, Gifteinwirkungen, Krankheiten ... Wenn aber einem Patienten von einem Speziallabor *überhöhte Mengen an giftigen Schwermetallen* im Spontanharn und im Spontanspeichel dokumentiert wurde, dann sind doch giftbedingte Beschwerden in

Erwägung zu ziehen und zu behandeln, psychosomatische Störungen können natürlich als ein weiterer Faktor auch eine Rolle spielen, sind aber keinesfalls die alleinige Ursache.

Klar ist: Die Zivilisation baut für die Gesundheit unserer Nervensysteme und des ZNS viele Fallen auf. Viele Faktoren wirken zusammen, bis das Maß übergeht. Der ranghöchste Zahnprofessor an der Wiener Universitätszahnklinik sagte sinngemäß in einem Interview, daß das Amalgam das Häferl zum Überlaufen bringen kann.

Zitat: „ ... immer *gravierender werdender Mangel an Zink im Körper* ... Fehlt das Zink, versagt die Entgiftung ... Wie beim Zink ist ein beträchtlicher Teil der Bevölkerung mit *Selen unterversorgt* ... Das Selen ... ist wie ein Kamikazepilot, der sich aufs Quecksilber stürzt und sagt: Jetzt zieh ich dich aus dem Verkehr."

Mein Kommentar: Erst nach meinem 11jährigen Leidensweg wurde mir von einem Ganzheitsmediziner eine Zink- und Selenuntersuchung angeordnet. Ergebnis: ein hochgradiger Mangel. Da konnten die Behandlungen wegen psychosomatischer Beschwerden nicht zur Heilung führen.

Zitat: „Insbesondere können frisch gelegte *Amalgamfüllungen bei werdenden Müttern* und für das sich entwickelnde Kind schädlich sein."

Zitat: „In Japan ... Wenn in Luft, Wasser oder festem Material aber eine Hg-Konzentration von, wie es in der Fachliteratur heißt, „mehr als 0.005 ppm (Teile pro Million) festgestellt wird, kann die Praxis bzw. die Zahnklinik laut Vorschrift geschlossen werden, bis der Mangel behoben ist."

Mein Kommentar: Mein Speichel war mit 625 ug/l Hg, mein Spontanharn mit 498 ug/l Hg und mein Zahnbein in der Wurzel des Zahnes 2/8 mit 1.480.000 ug/kg hochvergiftet. Aber der Verdauungstrakt, der täglich zwei bis drei Liter vergifteten Mundspeichel aufzunehmen hatte, konnte nicht geschlossen werden.

Seite 17:
Zitat: „ ... der *Lege-Artis-Grundsatz*. Der Zahnarzt muß die Füllungen nach allen Regeln der ärztlichen Kunst legen. Und das kann durchaus zwischen einer halben und dreiviertel Stunde dauern."

Mein Kommentar: Und wenn es nur zehn Minuten dauert? Was dann?

Zitat: „Dann *muß der Zahnarzt* eine sogenannte *Unterfüllung*, eine gelblichweiße Masse, in den Zahn schmieren. *Die Unterfüllung dient der Isolierung*."

Mein Kommentar: Alle meine Amalgam-Plomben wurden ohne Unterfüllung gelegt. Es fehlte also über vier Jahrzehnte die Isolierung. Meine Zahnwurzeln, das Zahnbein, die Alveolen, die Kiefer, der Zahnnerv und die Nervenverbindung zum Hirn sind mit Quecksilberionen, Zinnionen, Kupferionen und

Silberionen verseucht, weil die Schutzschichte fehlte. Daß die Unterlagen unter meinen Amalgam-Plomben fehlten, das haben zwei Fachärzte bestätigt. Aus diesem Grund ist die Verseuchung im Mund derartig groß, daß mir ein berühmter Toxikologe und ein anerkannter Kieferchirurg dringend empfahlen, alle Zähne ziehen zu lassen. Es geschah jedoch nicht, weil die behandelnden Fachärzte sagten, so starke Wurzeln extrahiere man nicht.

Zitat: „Unterfüllung ist verpflichtend"

Mein Kommentar: Bei mir fehlten alle.

DER LANGEN REDE KURZER SINN

– Die kompetenten Stellen, die ich um Stellungnahme bat, antworteten *freundlich und ausführlich.* Mein Schriftverkehr umfaßt z. Zt. an die 60 Maschinseiten.

– In Österreich sind (waren) die Gesetze so formuliert, daß die *Gesundheitseinrichtungen rechtlich geschützt* werden.

– Der Durchschnittsbürger hat als Amalgamgeschädigter (anders als in Deutschland) nur *geringe Chancen auf Schadensgutmachung.*

– Schadensgutmachungen können nur über *Gerichtsprozesse* beantragt und erstritten werden. Langwierige Prozesse um Heilungskosten, Verdienstentgang, Schmerzensgeld, wegen schwerer Körperverletzung, *halten mutlos gewordene Amalgamgeschädigte mit schwachen Nerven nicht mehr aus. Auch ich bin froh, daß ich noch einmal mit dem Leben davongekommen bin.*

– Mein ehemaliger Zahnbehandler hat *im guten Glauben gehandelt.* Und daß die neuen medizinischen Erkenntnisse nicht erlesen oder mißachtet wurden, kann man schwer verurteilen. Außerdem wurden die alten Amalgamischungen *erst am 1. 10. 1990 verboten.*

– *Die Krankenkassen sind zur Schadensbezahlung aufgerufen,* können aber aus Geldmangel die Heilungskosten nicht verkraften. Amalgamentsorgung und -entgiftung ist sehr teuer.

– Für den durchschnittlichen Amalgamgeschädigten *bleibt das Siechtum,* weil er sich die teuren Gegengiftbehandlungen nicht leisten kann, Arbeitsunfähigkeit, Frührente, früherer Tod.

Vom rechtlichen Standpunkt eine traurige Bilanz.

Zwei Aufrufe:

Wer sich gesund ernährt, hat kaum schlechte Zähne!

Wenn eine Zahnplombe anfällt, lassen Sie *kein Amalgam legen,* nehmen Sie ein besseres Material in Kauf. *Der Aufpreis rentiert sich!*

Rechtsanwalt gesucht

Ich suche einen Rechtsanwalt, der selber Amalgamplomben in den Zähnen hat und über gesundheitliche Beschwerden zu leiden hat, wie ich sie aufgelistet habe.

Gerne würde ich diesen *„Anwalt der Menschheit"* beraten und ihn bitten, meinen Fall mitzubetreuen.

Der Amalgamhändler

Sommer 1991. Ein mir bekannter Amalgamvertreter, dem ich mich anvertraut hatte, warnte mich davor, gegen Amalgam aufzutreten und gegen die Herstellerfirma und Zahnärzte vorzugehen. Er drohte mir, daß ich es bereuen würde. Seine Rede verstand ich. Nicht verstehen kann ich seine Sorge um das Geschäft. Denn, angenommen es würde kein Amalgam mehr gebraucht, dann müßte man Gold oder Kunststoffe zum Füllen der Zahnlöcher verwenden, was das Geschäft mit Sicherheit beleben würde.

ZEITUNGSMELDUNGEN

In den OÖ. Nachrichten las ich am Samstag, 1. 2. 1992 folgendes:

Amalgamverbot

Nach unbestätigten Meldungen hat das deutsche Gesundheitsamt gestern per 1. 3. 1992 Zahnfüllungen aus Amalgamen verboten, wenn diese mehr als 3 Prozent Quecksilber enthalten. „Wenn dies stimmt, ist das ein Amalgamverbot", sagten gestern von den OÖN befragte Zahnärzte: Amalgame mit weniger als 18 Prozent Quecksilber könne es nicht geben. Die OÖN werden weiter berichten.

In „Christusstaat weltweit", Würzburg, lese ich am 10. 5. 1992:

Amalgam: immer ein bißchen Gift im Mund

Der Quecksilbergehalt der Atmosphäre steigt um 1,5 % pro Jahr. Dies teilte Franz Slemmer vom Frauenhofer Institut für Atmosphärische Umweltforschung in Garmisch Partenkirchen mit. („Schwabenbote" vom 31. 1. 1992). Seiner Ansicht nach stammt das Quecksilber vor allem aus der Kohleverbrennung. Insbesondere die Verbindung des Methylquecksilbers, die sich in Fischen anreichert, ist hochgiftig.
Ein ständiger Quecksilberlieferant sind die Amalgam-Füllungen. Jeder erwachsene Europäer hat im Durchschnitt davon fünf in den Zähnen. Damit ist das Amalgam der am weitesten verbreitete und zugleich der stärkste Giftfaktor im menschlichen Körper. Dieser Skandal ist nun nicht mehr zu verheimlichen, obwohl die Pressemeldungen noch undramatisch klingen.
Die „Mainzer Zeitung" vom 2. 2. 1992 nimmt Stellung zum Thema Quecksilber: Amalgam gefährdet die Gesundheit; ist medizinisch nicht mehr vertretbar; Quecksilberbelastung ist bewiesen; Bundesgesundheitsamt mahnt die Pharmaindustrie.
Zahnfüllungen mit hohem Quecksilberanteil seien gesundheitsgefährdend. Das Bundesgesundheitsamt hofft, daß die Pharma-Unternehmen freiwillig auf den weiteren Vertrieb von Gamma-2-haltigem Amalgam verzichten. Damit könne ein weiteres Verfahren zum Widerruf der Zulassung dieses Materials vermieden werden. Das Bundesgesundheitsamt legte dem Brief ein Formblatt zur Verzichtserklärung auf dieses Amalgam bei.

Unser Kommentar: Quecksilber gilt als eines der gefährlichsten Umweltgifte überhaupt. Seit Jahrzehnten plädiert die Alternativmedizin für den Verzicht auf Amalgam. Die Schulmedizin und die Zahnärzte-Lobby haben dies penetrant und aggressiv bestritten. Jetzt kommt die Wahrheit ans Licht.

Wer trägt nun den Schaden? Schadenersatzprozesse in Milliardenhöhe kommen auf die Zahnärzte und auf die chemische Industrie zu. Wir empfehlen die Bestimmung des Quecksilbers im Speichel, sofern noch Amalgam im Mund vorhanden ist.

Die Heilkunst

Zeitschrift für praktische Medizin und die Synthese aller Heilverfahren

Amalgam-Pathetiker-Syndrom – eine Giftwirkungsfolge?

Von Professor Dr. med. univ. *T. Till*
      Facharzt f. ZMK. u. Sachverständiger
      f. Zahnheilkunde u. Mundmikrobiologie
      Riemergasse 14, A-1010 Wien

... Als besondere Crux für die Patienten erweisen sich aber die ausgesprochen raren Informationen der Zahnkonservierer, die in monomaner Weise längst überholte Behandlungsmethoden aus dem vorigen Jahrhundert anpreisen und darin nur durch Krankenkassenerfüllungsgehilfen und Arbeitsmediziner unterstützt werden. Arbeitsmedizin, ein noch junges Fachgebiet, das seine Entstehung politischen Initiativen verdankt. Wie bisherige Untersuchungsergebnisse über die Schadwirkungen in der Amalgamproblematik zeigen, gibt es keinen Grund zur Annahme, daß die Jünger dieser Disziplin sich strengen wissenschaftlichen Kriterien beugen, das Gegenteil ist der Fall. *H. Valentin* ließ z. B. die ärztliche Hilfe außer Acht und plädierte dafür, die tolerierbaren Hg-Grenzwerte für den Menschen zu erhöhen!!! Die seinerzeitige Patientenschutzpflicht hat dieser „Arzt" wohl vergessen?

Zur Problematik unseres vorzeitigen Zahnverfalls
gehört aber auch eine fehlerhafte Zuordnung verschiedener analoger Krankheitssymptome!

A. Stock schrieb bereits 1930 als erster Wissenschaftler den Amalgamfüllungen eine Giftwirkung im Sinne von Krankheitserscheinungen zu, die jenem Bild ähnelten, wie es bereits durch *Beard* (USA,

1869) unter dem Namen Neurasthenie beschrieben wurde. Als Synonym wählte *Wichmann* (1934) Vegetative Dystonie, *Birkmayer* Vegetatives Syndrom (1951) und *Luban-Plötzer* (1989) Psychovegetatives Syndrom. Ätiopathogenetisch leiten diese Experten ab, daß es sich dabei um eine primäre Erkrankung des Nervensystems, des Endokrinums, um chronische Infekte und Allergien handle, die immer auch endogen-neurotische und psycho-somatische Merkmale aufweisen.

Ganzheitlich urteilende Wissenschaftler haben Grund zu der Annahme, daß diese Erkrankungsform aus dem Zusammenwirken mehrerer unzuträglicher Komponenten entsteht. Einerseits unsere meist fehlerhafte Ernährung, ungute Lebensgewohnheiten und zusätzliche Giftwirkungen aus den Zahnflickarbeiten überfordern allmählich unser Abwehr- und unser Immunsystem.

Erst in jüngster Zeit gelang es nachzuweisen, daß es durch diese Amalgamflickarbeit im Mund im Organismus des Trägers zu Quecksilberdepotbildungen in Leber, Nieren und an anderen Stellen kommt. Von größter Bedeutung ist die Feststellung, daß das freiwerdende Quecksilber als Nervengift auch imstande ist, in unser limbisches System, der zentralen Koordinations- und Funktionsschaltstelle, einzudringen und dort Schadwirkungen zu erzeugen. Dieses Eindringen konnte durch das Calgary Forschungsteam in Candada 1989 und 1990 an Schafen eindeutig bestätigt werden. Eine Nahrungsexponierung durch Hg wurde dabei ausgeschlossen!

Diagnostisch gelang es *F. Cecerle,* in den 80er Jahren ein Testverfahren zu entwickeln, das auf Elektroakupunktur beruht und etwa vorhandene Depotbildungen oder Schadstellen im limbischen System der Amalgamträger ermitteln hilft. Anamnestisch gab es folgende Hinweise an Amalgamträger: Konzentrations- und Koordinationsschwierigkeiten, vermehrte Vergeßlichkeit, Migräneanfälle, Affektlabilität, abwechselnd Müdigkeit und Erregtheit, Schlafstörungen, Nachlassen der Einsichtsfähigkeit etc. Im gewissen Sinne zeigen diese Symptome Bewußtseinstrübungen am lebenden Patienten an, die nicht vernachlässigt werden sollten. Es gelang auch nach Entfernung der Amalgame und anschließenden Entgiftungsmaßnahmen, allmählich viele der vorher vorhandenen Symptome zum Verschwinden zu bringen.

Die Anwesenheit von Methylquecksilber an Amalgamträgern wurde bereits 1987 nachgewiesen. An toten Amalgamträgern wurden vielfach vermehrte Hg-Konzentrationen im Gehirn festgestellt.

Laut neuesten Untersuchungsergebnissen konnte auch bei Zahnbe-
handlern mittels Quecksilbermobilisationstest ein vermehrtes Auftreten von Hg im Urin festgestellt werden. Dies legt den Schluß nahe, daß
auch der ständige Umgang mit diesem Giftflickmittel Schäden setzt
und Bewußtseinstrübungen hervorrufen kann. Vielleicht könnten
diese Fakten, das unerklärliche Festhalten an überholten Behand-
lungsweisen und das emotionell engagierte Deklamieren dafür, als
Ausdruck einer Erkrankung diagnostisch gedeutet und als Amalgam-
Pathetiker-Syndrom und spezifische Giftwirkungsfolge definiert werden!

LITERATURNACHWEIS

1) Dr. med. Trudel Pollmächer, **Alternative Heilweisen**, Verlag Ennsthaler, Seite 29.

2) **Der Gesundheitsbrockhaus**, Seite 743.

3) ZDv 49/21, **Ausbildung im Sanitätsdienst**, Seite 61.

4) ZDv 49/21, **Ausbildung im Sanitätsdienst**, Seite 61.

5) ZDv 49/21, **Ausbildung im Sanitätsdienst**, Seite 61.

6) ZDv 49/21, **Ausbildung im Sanitätsdienst**, Seite 61.

7) **Der praktische Hausarzt**, Handbuch der Gesundheit, S. 314 ff.

8) **Der praktische Hausarzt**, Handbuch der Gesundheit, S. 314 ff.

9) Daniel Knop, **Selbstbehandlung durch Akupressur**, Verlag Ennsthaler.

10) Dale Carnegie, **Sorge dich nicht – lebe!** Verlag Scherz.

11) P. Dr. Anton Gots, **Das Ja zum Kreuz**, Verlag Veritas.

12) ORF Nachlese 9/89, **Amalgam – Gift im Mund**, Seite 39–41.

13) von 13a bis 13i: ORF Nachlese 9/89, **Amalgam – Gift im Mund**, Seite 39–41.

14) **Der neue Brockhaus**, Seite 64.

15) Konsument 7/90, **Amalgam: Zeitbombe Zahn**, Seite 15.

16) **Lexikon 2000**, Zweiburgen Verlag, 1984.

17) Hanswerner Mackwitz u. Barbara Koszegi, **Zeitbombe Chemie**, Orac.

18) Ernst Ebm, **Gift im Mund, Amalgam gefährdet unsere Gesundheit**, Verlag Medizin & Neues Bewußtsein.

19) Ernst Ebm, **Gift im Mund, Amalgam gefährdet unsere Gesundheit**, Verlag Medizin & Neues Bewußtsein.

20) Prof. Dr. Thomas Till, **Schach unserem Gebißverfall**, 1985, Seite 254.

21) Prof. Dr. Thomas Till, **Schach unserem Gebißverfall**, 1985, Seite 254.

Zusätzliche Literatur:

Dr. Siegfried Block, **Leben ohne Gift**, Lübbe.

Dr. Siegfried Block, **Die große Chance**, Mosaik Verlag.

Dr. med. M. O. Bruker, **Krank durch Streß**, Schnitzer KG Verlag.

Dr. med. M. O. Bruker, **Sich schützen vor dem Herzinfarkt**, Schnitzer KG Verlag.

Dr. med. Dr. med. habil. Max Daunderer, **Amalgam**, ecomed.

Dr. med. Dr. med. habil. Max Daunderer, **Dioxine**, ecomed.

Dr. med. Dr. med. habil. Max Daunderer, **Formaldehyd**, ecomed.

Eberlein Gisela, **Gesund durch Autogenes Training**, Econ.

Felbermayr Herbert, **Gehet hin und bringt den Frieden**, Eigenverlag.

Dr. med. Hannes Lindemann, **Überleben im Streß – Autogenes Training**, Bertelsmann.

Dr. med. H. Lützner, **Wie neugeboren durch Fasten**, Gräfe & Unzer.

Dr. Christiane Monden-Engelhardt, **Depressionen**, Bechtermünz.

Peters Emil, **Selbsthilfe für nervöse Menschen**, Bauer.

Dr. med. Erich Rauch, **Autosuggestion und Heilung**, Haug.

Dr. Vladimir Satura, **Religion und seelische Gesundheit**, Veritas.

Schäfer Hans, **Dein Glaube hat dich gesund gemacht**, Herder

Steindl-Rast, **Fülle und Nichts**, Dianus-Trikont.

P. Emiliano Tardif, **In Jesus ist Heil**, Veritas.

Prof. Dr. Thomas Till, **Schach unserem Gebißverfall**, Semmelweis.

Prof. Dr. Thomas Till, **Keine Zahngesundheit ohne Ausschaltung der Fehler in Ernährung und Therapie**, Falkenstein.

Prof. Dr. Thomas Till, **Zahnverfall ist vermeidbar**, Privatdruck POZ.

Dr. Sam Ziff/Prof. Dr. Thomas Till, **Amalgam – Zeitbombe in Ihrer Zahnfüllung?** Weltbild.

Aus dem Verlag W. Ennsthaler, A-4402 Steyr:

Achleitner Stefanie, **Heilung durch einfache Ernährung**.

Dimkov Petar, **Erkrankungen der Verdauungsorgane und ihre Heilung**.

Dr. Wesselin Denkow, **Gifte der Natur**.

Daniel Knop, **Selbstbehandlung durch Akupressur**.

Ana Maria Lajusticia Bergasa, **Magnesium und Gesundheit**.

Krista Plattner/Dr. Stefan Sokoloff, **Ist es wirklich Vollkornbrot?**

Dr. med. Trudel Pollmächer, **Alternative Heilweisen**.

Robert Schindele, **Schindele's Mineralien**.

Eleonore Schmitt, **Bibelkochbuch**.

Prof. Dr. Dr. M. Shengelia/W. Wirth, **Volk ohne Krankheit**.

Dr. R. Schwartz, **Die Heilfastenkur**.

Gun Skoog, **Vollwertkost**.

Dr. Philipp Zippermayr, **Was tun, wenn Kräuter und Medikamente versagen?**